靈氣療法

最新版

Reiki

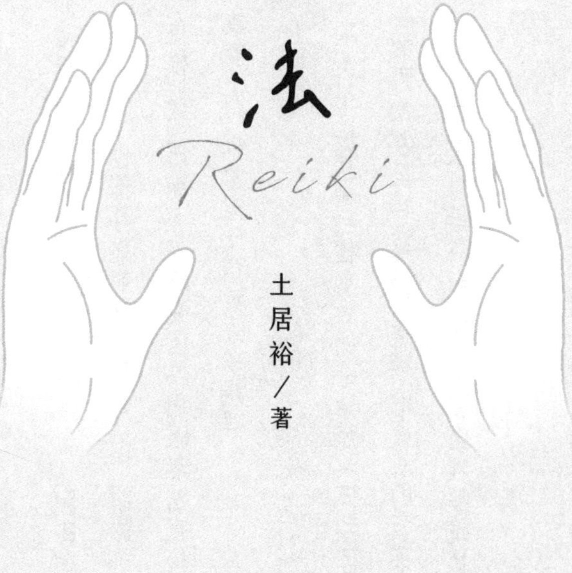

土居裕／著

笛藤出版

＊前言

這幾年來，對於精神領域的關心日漸提昇，像是「波動」「氣（aura）」「治癒（healing）」「宇宙能量」等詞語，也都耳熟能詳。只是，所謂的「波動」或「能量」，雖然不乏以科學為根據的研究，但終究因為肉眼無法直接看見，總給人一種可疑不明的感覺，事實上，也常因此招致許多誤解。

本書所將提及的「靈氣」，在歐美早已作為一種有效的「治癒（healing，具有療癒性的技法）」而普及。有的國家甚至在驗證過這種治癒法的效果之後，實際活用於醫療第一線上，只可惜在日本醫學界尚未能夠完全理解這樣的治療。

「靈氣（Reiki）」這個名詞原本即來自於日語中的「靈氣」，靈指的是宇宙之中充滿的生命，氣指的是能量，靈氣的運用，即是活用「來自宇宙的治療能量」。

古人從各種體驗之中，得知靈氣乃是透過手掌放射，藉此，將手掌放在疼痛或患病之處便可施展療癒的力量，不只如此，當內心感覺痛苦或煩惱時，將手掌放在胸口處亦能恢復內心的平安。像這樣，靈氣早已被運用於日常生活中，對身心健康提供相當大的幫助。靈氣究竟是什麼，以及靈氣的力量是如何運作，雖然這些都還有待今後科學研究來解析說明，然而其存在與效果卻早已是毋庸置疑的事實。全世界已有數百萬人實際上活用著靈氣的力量，也深受其惠。

在西方世界，不只是醫療相關人士，一般人也對靈氣抱持興趣，將其視為消解壓力的有效療法，或是提昇免疫力及自然療癒能力的方法。為了維護自身的健康而學習靈氣的人也不在少數。

在這樣的世界潮流之中，面臨高齡化社會的日本，由於靈氣不只對健康有所助益，同時也能提昇生活品質，幫助人們打造一條「通往健康與幸福的道路」，因而漸漸開始普及。

然而，筆者經常遇到「雖然對靈氣有興趣，卻總覺得可疑不敢完全相信」或「雖然學習了靈氣，卻還是不懂得運用」的人。在現今的壓力社會之中，相信今後靈氣將可活用在更多地方，但抱持這些疑問的人想必也會同時增加吧。

因此我與NPO現代靈氣協會（日本內閣府認證）的同仁們，決心致力於排除至今靈氣所給人的不良形象，推廣「不可疑、不奇怪、不難學，在日常生活中派得上用場」的靈氣，目標是使靈氣更為普及。

本書可做為對靈氣抱持興趣者的入門書，若能幫助各位理解並深入實踐靈氣的運用，將是筆者的榮幸。

二〇〇九年三月

土居　裕

目錄

第1章

REIKI

試著使用靈氣

—無論誰都能學會運用的靈氣技法—

第2章

REIKI

想要更熟知靈氣

—各種靈氣的歷史與知識—

第4章

REIKI

解答關於靈氣的疑問
—靈氣Q&A—

序章

REIKI

與靈氣相遇

—其實靈氣就在你身邊—

●靈氣的精華

~何謂靈氣~

根據最新科學研究指出，宇宙以及宇宙中存在的所有事物，都是以波動構成的。

在我們周遭充滿了波動，就連我們人體都是由波動所形成。

靈氣，就是這宇宙之中充滿的波動之一。

從很久以前，人們發現了能夠「療癒疾病，給予心靈平安」的高昂波動，並稱之為「靈氣」。

靈氣，是宇宙送給我們的禮物，被稱為「愛與協調以及療癒的能量」，是能夠與人類的高揚意識相互呼應，引導健康與幸福的波動。

活用這樣的能量，

「讓我們的人生更安詳、更豐富，同時更具價值」，這就是靈氣療法。靈氣療法，由手觸療法開始，以「提高自我波動，不與充滿疾病煩惱、憤怒擔憂的不協調波動呼應」為目標。

～以靈氣的本質爲目標～

靈氣雖然以純粹的光的模樣充滿我們的周遭，但想要接受靈氣，必須提高意識，調整自己的生活方式為「隨時與靈氣共鳴」才行。

現代靈氣法（通稱現代靈氣），就是以在日常生活中實踐這一點為目標的技法。

以療癒為中心，有意識地實踐自我淨化以及自我成長，提高與靈氣的共鳴，最後以「即使不需刻意意識，也能自動與靈氣共鳴」為目標。

當日常生活中的一切皆能與靈氣共鳴時，就能實現真正健康安詳的人生。

宇宙一直持續不斷地送出和諧的波動，

我們人類卻總是違背宇宙的意志，任性妄為的行動。
唯有「遵循宇宙法則的生活方式」，
才能達成真正的安心立命。
與靈氣共鳴、信賴靈氣，將一切交給宇宙的靈氣治療法，
就是讓我們能「與宇宙共鳴著活下去」的訓練。

●相信眼睛看不見的世界

在開始，我想先介紹我是如何與靈氣相遇，以及現在如何運用靈氣。世界上的每一個人，雖然都走著不同的人生路途，但是依然可能是以同一個方向為目標。僅以此為前提，在此先明確的說明我撰寫本書的立場。

我出生於岡山縣，雖然繼承的是祖母那邊的家業，但祖父那邊是禪僧家系，到現在親戚中都還有好幾人擔任寺廟住持。此外，祖母的父親住在島根縣的老家也是從事神官的職業。某次她的父親收留過路的行腳僧侶借宿一夜，得到那位僧侶傳授了手觸療法以及使用算盤施展的法術，之後他運用了這份能力解救了許多人。這件事，我從小到大聽祖母述說過無數次。

有一次深夜裡家裡遭小偷入侵，當對方用包袱巾將值錢物品包起來正打算逃之夭夭時，祖母的父親察覺，並馬上拿起枕邊的算盤，只見他啪啦啪啦地撥弄了幾下算珠，正想往外跑的小偷就這麼維持抬起單腳的姿勢動彈不得，直到天明前警察趕來為止，據說都一直維持著同樣的姿勢。我祖母的個性豪爽如男人，聽說他的父親曾對她說：「如果妳是男人的話，這些法術就可以全部傳授給妳了。但女人最好不要懂這些比較好。」這麼一說我也想起，祖母每天都會在佛壇前誦唱一百次般若心經，這是她的日課。我還記得兒時的我，看見她誦經時，面前點起的蠟燭火焰總是朝天花板延伸，而線香的灰，團團繞成螺旋狀而不墜落。面對這幅景象，年幼的我總是覺得非常不可思議。或許是因為我體內流著這樣的家族血統，因此我也從小習慣坐禪，自然而然地相信著人類肉眼所不能見的世界是的確存在的。

畢業之後，我進了日本電信電話公社（現在的NTT）服務，十二年後轉換跑道進入日產汽車，再數年之後又離開了日產。此後數年之間，儘管有妻子及三個孩子需要我扶養，我仍頻繁地轉換了將近30次的工作。現在回想起來，一定是因為內心深處不斷自問著自己人生真正的目的為何？所以才會如此頻繁的轉換工作吧！現在的我，應該會選擇找出如何面對那份工作的方法，並且去思考從中能夠學習到什麼。然而當時的我，還沒有辦法擁有這樣的思考能力。

原本我的個性就比較衝動易怒，只要事情稍微不如己願就會發很大的脾氣，但同時自己也會陷入不安，感情的起伏可說相當激烈。能夠承蒙溫柔的祖父母扶養成人雖然是一件很幸福的事，但相對的，我也因此沒能培養出忍耐的習性。甚至曾經有過條件相當好的工作，卻只因為在歡迎會的酒席上與上司口角爭吵，最後乾脆放棄了那份工作。現今回想起來，以我這種個性和生存方式，每當遇到麻煩時依然總是會有人對我伸出援手，進入公司之後也總會有特別關愛我的長官，因此才不至於讓妻小露宿街頭，這一點真是不可思議。令我感覺到有來自肉眼看不到的某種保佑與引導的力量。

●與手觸療法的初次相遇

年過四十五歲之後，以前曾服務過的電鐵公司的上司突然與我聯絡，表示「今後將在全國各地擴展商務旅館，需要統籌中日本地區（註：「中日本地區」指的是日本本州西部、岡山、廣島、山口、鳥取、島根五縣構成的地區）的人手，希望你能加入我們的行列」。因為只需赴任兩年就能回家，所以我便單身前往廣島就任了。

在廣島遇見了一位太田先生，是他開啟了我對手觸療法的知識。太田先生擔任與我有工作上往來的某公司的常務總經理，負責旅館相關業務。他的年齡相當於我的父執輩，但我們卻非常談得來。我雖然是單身赴任廣島，但因時常須前往東京總公司開會或到各地出差，所以一週頂多只有兩天在廣島，這兩天之中，太田先生必定會約我吃晚飯，我們也經常一同出遊。和太田先生的交友關係持續了四年。

某一天，我從下關出差回到廣島後，在檢查因颱風來襲而受損的屋頂時，被落下的鋼筋擊中右膝蓋。太田先生聽說了此事，便前來旅館探望我。他先察看了我受傷的程度，接著就在旅館大廳為我展開手觸療法。從他手中傳來的溫熱感覺滲透肌膚，先是漸漸舒緩了疼痛，到最後更是完全消除了疼痛的感覺。那真是非常不可思議的體驗。這時，我才第一次知道，太田先生擁有這樣特殊的力量。

太田先生年輕時患有痼疾，他為了治癒該疾患而學習了手觸療法。據他所說，在修習的過程中不只使疾病好轉，連與生俱來的衝動易怒性格也改善了。由於我所認識的太田先生個性非常溫厚，完全無法想像原本的他會是衝動易怒的人，所以我非常驚訝。

我馬上就開始向太田先生學習討教手觸療法。太田先生的教法，是直接以手傳遞能量的方式，只需要彼此握住對方的手即可。如此一來，就像普通的鐵片碰觸到磁鐵時就會染上磁力一樣，我被握住的手也成為能夠具有療癒能力的手了。原本我們兩人在用餐過後都習慣上酒吧小喝兩杯，開始學習靈氣之後，更是持續著一起握手小酌啤酒或喝上幾杯葡萄酒的狀態。從旁人的眼光看來，我們或許像是感情好得不尋常吧。這樣的傳授持續了半年之後，我的手也開始能夠實際發出溫熱的能量了。

很快的，我的單身出差生活也劃下了句點。當時的我即將步入四十九歲，當初說好兩年之後便可回家的條件，在過了四年之後依然無法實現，我也萌生想要回到自宅與家人團聚生活的念頭，便與東京總公司商量之後辭去了工作。

分別的前一天，我詢問了太田先生：「這種手觸療法，是否有什麼正式名稱呢？」太田先生的回答是：「我是向一位佐佐木女士習得的，但不知道正式名稱。當時有看見牆上掛著裱框的執照，記得沒錯的話寫著『白井』二字，我想應該是叫做白井式手觸療法吧。」幾年後，我也得知了佐佐木女士原本乃是臼井靈氣療法學會的師範（指導者），我想是因為她已離開學會的緣故，因此才未告知太田先生臼井靈氣療法的正式名稱。而太田先生則是將「臼井」錯看成了「白井」，只是以當時的我對靈氣療法的貧乏知識，就算告訴我正確的名稱「臼井」，我恐怕還是什麼都不明白。

回到自宅之後的我，進入了經營顧問公司任職。這是一間提供經營革新手法的公司，顧客多為國內大企業中的經營者，這時也是我人生中平步青雲的一段時光。總公司設在東京銀座，大阪西部則新增設了管理部門，我被任命為統籌負責人，負責管理部門中從名古屋到九州的所有總務、人事、會計工作。在這間公司的十二年，對我來說是非常辛苦的一段時間，但因待遇優渥，我認為是最適合成為我工作生涯最後一站的絕佳工作。能夠在這間公司學到各種基礎，讓我活用於現在展開的各項活動之中，我覺得非常幸運。

●接觸西洋靈氣

在經常換工作的時期之中，雖然我未曾間斷的持續坐禪，但卻一直無法獲得心靈真正的平靜。我對精神世界以及宇宙能量向來抱持興趣，讀遍了巴夏（Bashar），賽巴巴（Sathya Sai Baba），莎莉麥克林（Shirley MacLean），馬赫西（Maharishi）等人的著作，受到神智學、仙道、修驗道、古神道、瑜伽、氣功等領域的吸引，有一時期也熱衷追求超能力以及神秘體驗。

我和我的家人都極為健康，但我的公司同事或工作上認識的經營者，以及他們的家人，卻常有人患有現代醫療無法根治的疾病。某次，我的好友因腦溢血昏倒，最後造成半身不遂，以此為契機，我開始對靈氣療法投以注意力。退休之後我想重新裝潢住家，改建成治療用的沙龍，便從美國進口治療用的床等等。從一九八〇年代到一九九〇年代之間，隨著電動床與電動治療機等器材一點一滴的購齊，這段期間當中我也學習了三十種類以上的治療法，以及按摩等各種療法。

隨著退休的年紀越來越接近，我也開始統整過去到現在學習的各種技法，擷取特別具有效果的部份，摸索著去統合成專屬自己的療癒型態。

我知道「靈氣」這個名詞，是在一九八〇年代接近尾聲的時候。那時我為了學習當時還很少見的能量療法而來到東京，在此接觸了「靈氣療法」這本書。本書在第二章中也會提及這本書籍的由來。最早，是由一位芭芭拉·雷女士發行了世界最初的靈氣解說書籍「靈氣的要素（The Reiki Factor）」，而住在紐約的三井三重子老師隨後將之翻譯成「靈氣療法」這本書，並自費出版。書上寫到只要接受講習課程，無論是誰都能夠從學習的第一天開始展開療癒，而且不僅效果絕大又沒有副作用。我在半信半疑的情形下，便試著接受了第一階段的講習課程。在前往上課之前，我正好因為練習高爾夫球，左手腕得了肌腱炎，痛得連夜裡都睡不著，但就在我接受完講習的隔天便療癒了，讓我親身體驗到療法的效果之大。於是便繼續第二階段的講習。

第二階段的講習雖然並未出現顯著的變化，但持續了二十一天的自我療癒下來，我感到內心出現安定，且隨著這種好轉反應的發生，更獲得了「靈氣之中濃縮了我過去所學之精華」的直觀。我知道我不需要創出嶄新的療癒型態，只要將一切都交給靈氣，淡然地施以手觸療法，一切需要的療效就會自行產生。我便是獲得了這樣的直觀。而為了確定這個直觀，我認為更需要深入學習，而更是熱心投身於靈氣的世界了。

●與傳統靈氣的相遇

一方面想要改善與生俱來衝動易怒的個性，一方面因為當時的工作繁忙，帶來很大的壓力，為了提昇自己的精神力，我便決定接受第三階段的講習。然而，三井老師的講習資格只到第二階段，而不會說外文的我又無法自己前往海外學習。根據當時全世界靈氣界的說法，「日本國內的傳統靈氣，已經隨著二次大戰的結束而失傳，臼井靈氣療法學會也不存在」，所以講習課程中也是這麼教。就算想靠自己獨學，但第一階段的講義資料只有一張講解「12個基本位置（參照本書76頁）」的用紙，而第二階段也只有一張講解「手觸摸在何處會產生何種效果」的說明書而已。在這樣的狀態之下，想要靠自己進修是很困難的。

一九九三年夏天，我為了學習水晶療法而再度來到東京時，有了一次不可思議的邂逅。當時和我同組的是一位名為小野田的高雅老婦人，她從很久以前便是臼井靈氣療法學會的會員。她告訴我學會至今都還存在，而我也在她的介紹之下，於一九九三年入會了。當時在京都支部有幸見到第六代會長，八十七歲的小山君子老師，她的一頭白髮令我印象深刻。我在此接受了傳統靈氣的靈授，並打開了對於靈氣的全新迴路。此時的我，有種回到故鄉般的懷念感覺，不禁眼眶一熱。

參加者除了我之外都是女性，大家對我說「你是新人，快到小山老師身邊，感受更多的靈氣吧！」，而將小山老師身邊的位置讓給我。小山老師也不厭其煩地回答了我的許多疑問。在小山老師的教導中多次出現「靈氣是愛」這句話，雖然沒有太詳細的說明，但我感覺到老師是想告訴大家「靈氣是來自宇宙的愛的能量，接受並活用這份能量的我們，心中必須有愛的存在」。手觸療法讓我接二連三親眼目睹令人難以置信的療癒，實際上我本身也感受到壓力的消解，身心都產生明顯的效果，我想我一定可以就此改善暴躁的脾氣。

●現代靈氣的誕生

學習至此，我開始產生了疑問。最初我所學的西洋靈氣與後來學習的傳統靈氣，為什麼明明出自同一根源，卻會演變出不同的兩種技法呢？傳統靈氣繼承臼井老師的傳授，毫無疑問隸屬正統，但西洋靈氣究竟是從傳統靈氣進化產生的，還是退化之後的產物，又或是已經變質為完全不同的另一種技法呢？這是我最初產生的疑問？

我想，為了解決這個疑問，唯有更徹底學習西洋靈氣，做徹底的比較才有辦法明白。於是，我開始學習源流自和尚靈氣的霓虹靈氣，以及在日本逐漸成為西洋靈氣主流的法蘭克佩塔方式的臼井靈氣。

其結果，我整理如下：

- 西洋靈氣，在流傳至各國的過程中產生了種種變化。
- 傳統靈氣也在臼井老師過世後，產生了巨大的變化，甚至二次大戰結束後依然在變化中。
- 但無論如何變化，靈氣療法都是能改善健康的技法，同時也能提昇精神質性。

- 靈氣療法的神髓為五戒（參照本書171頁），也為人們提示出一條通往健康與幸福的道路。
- 西洋靈氣在通往健康之道的效果比較顯著，傳統靈氣則掌握通往幸福之路的鑰匙。

至此我更能清楚掌握靈氣，臼井老師在世時的貴重資料，也漸漸收集入手。我將這些資料部份做出取捨，部份做了驗證，致力於構築能夠幫助自己改變的實踐靈氣法。由於這是一套能幫助現代人活用靈氣的技法，於是我便取名為「現代靈氣法」。一方面對照自己親身實踐的結果，一方面將它改善得更具效果。

就這樣到了一九九五年一月中旬，阪神大地震發生了。我家與家人雖然都平安無事，但那些為了開設療癒沙龍而準備的器材，卻全都因此遭受破壞，完全無法使用，導致計畫回到了起點。原訂於那年十一月退休，也延長到一年四個月後的九七年三月。

以此為契機，讓我開始動念想執筆撰寫目前在世界上被誤傳的，關於臼井靈氣療法之發祥與真實，並在書中釐清創始者臼井甕男先生是一位怎樣的人物。希望將這些內容作為資料，提供給國內的靈氣療法實踐者做參考。大約一年後完成原稿，於九八年五月出版了「療癒之現代靈氣法（癒しの現代霊気法）」。這本書之後被陸續翻譯為英文、西班牙文、法文等七國語言並出版，在世界各地的靈氣界都喚起了相當大的迴響。

現在，全世界都已認知臼井靈氣療法學會依然存在，而過去對臼井先生的「Dr.臼井（臼井博士）」稱呼，也已改變為「臼井老師」。

現代靈氣法，是我以改變自己為目的而構築出的東西，不知不覺中我那暴躁易怒的個性也的確轉變得沉著穩重。周圍的人感受到我的變化，因而提出想要學習的要求，自然而然的這套療法也因此開始普及了起來。由我直接認定的現代靈氣講師（即具有指導資格的人），日本國內已超過六百名，海外共三十四個國家也已超過四百名了。在國內，NPO現代靈氣之會並得到日本內閣府的認證，透過靈氣展開對社會有所貢獻的各項活動。在海外，則在澳洲、加拿大、法國、西班牙、義大利、丹麥、德國等國家，都有著現代靈氣的網絡組織。過去從日本發祥的靈氣在世界上普及之後傳回日本，而現在日本發祥的現代靈氣又再次開始普及於世界各地，這真是一件不可思議的事。

我雖然在此簡介了個人至今為止接觸靈氣的歷程，但完全沒有強迫各位接受現代靈氣的意圖。本書也將盡可能的站在普遍的立場，也希望寫出無論哪一種系統的靈氣實踐者都能自然而然地接受的內容。不過，由於靈氣的系統發展多樣化，想要達成共通的內容與表現方式，有時候或許會有一點困難。

例如，關於靈氣的學習階段，現代靈氣之中以「階段1・階段2」來表現，但也有其他系統以「第一（First）・第二（second）」，或是「靈氣1・靈氣2」・「靈氣A・靈氣B」・「初傳・奧傳」・「初傳・中傳」等等說法來表現。這些若全部都要註明的話本書將會變得十分龐雜，因此在書中便統一採用現代靈氣的表記方式。

此外，關於靈氣法的目的，雖然「臼井靈氣療法，各種療法都有所名稱，表示療法以治療疾病為最終目的」，有這種說法的系統存在也是事實，但若遇到認知上出現差異時，我將以現代靈氣對療法最終目的的認知，也就是「臼井靈氣療法，以手觸療癒為入口，以安心立命為最終目的」來進行解說。

最後，「靈氣法從開始到結束，都是一種意欲提高體內靈氣與宇宙靈氣之共鳴的技法」，這一點也是現代靈氣療法的認知。可以解釋為，現代靈氣所介紹的，就是為了提高這種共鳴的技法。

●第一次接觸靈氣的人們

正在閱讀本書的各位，第一次接觸靈氣是在「何時、何地」呢？或許當中也有人是從本書第一次接觸到靈氣的吧！

在我所居住的兵庫縣蘆屋市，從數十年前開始便定期舉行「人人皆可參加的靈氣交流會」。不過舉行日期等資訊只有公佈在網頁上，除此之外就沒有任何宣傳了。即使如此，每次還是會有四十名到六十名的參加者，其中也不乏來自國內各地或海外的靈氣相關人士。

在此，除了許多經營靈氣療癒中心者，或開辦靈氣講習課程的講師來參加之外，也有很多人是第一次參加的。不過眾人皆能輕鬆自在地交換意見，提出平日對靈氣療法的疑問或不信任之處，是一個加深對靈氣認知的絕好機會。

另外參加者全員在促進體內能量流通以及修習提高自然治癒力量的技法後，彼此間的靈氣也能提昇共鳴，經常可以聽見參加者表示「來參加後身體狀況變好了」。參加者的身份更是五花八門，有已經在其他靈氣教室學習過的人，也有正想開始學習的人，其中也有不少人「雖然對靈氣有興趣，但懷疑靈氣與宗教相關，想知道都是什麼樣的人在學習靈氣療法」，懷著這種疑惑的想法。

前陣子，有一位外國人士來參加交流會，他告訴我：「第一次聽見『靈氣（Reiki）這個名詞時，覺得這發音好美』」。但是日本人對於靈氣這個字，可能因為漢字帶來的印象，總不免聯想到神秘的事物、靈異、或是宗教等。然而，懷著這種念頭前來參加交流會的人，在得知了交流會成員不僅有一般的OL和朋友結伴前來，還有商務人士、家庭主婦、上了年紀的老夫妻、親子一起前來的參加者，甚至有時也會有醫療相關人士與科學者，大學教授多次參加的情形時，都感到很驚訝。而當他們親眼見到不遠千里或從國外來參加的人士，舒適自在地悠遊於能量之中，打從心底享受的模樣時，似乎也漸漸的從交流會中敞開心胸，自然而然的融入其中了。

交流會中設有「參加者的一句話」時間，輪流將麥克風交給參加者，請他們談談自己與靈氣的相遇。從中我們得知，有很多參加靈氣講習的人，都是身邊親近的友人先對靈氣抱持興趣，在朋友的邀約之下一同前往修習的。此外，出國旅行或出差時，在海外接觸到靈氣的人，或是在書店中接觸到靈氣相關書籍而開始產生興趣的人也不少。但是其中也有人表示，「雖然參加了靈氣課程，但還是不懂得該如何使用靈氣」，或是「什麼感覺都沒有，所以完全不懂得使用」。

本章將要探討的，首先是讓各位了解，當您直覺對靈氣感到興趣時，這絕非可疑的事，因為靈氣乃是世界上許多人為了自身的「健康與幸福」，而早已開始活用的美好技法。以下將從幾個方向來看。

●靈氣的滲透

日本的媒體其實並不常探討靈氣，不過也不是完全沒有提過。以下將介紹的是靈氣相關人士很熟悉的三項資料。

●二〇〇一年十二月三日，共同通信社有以下介紹：

《英國的權威辭典《Collins COBUILD English Dictionary收錄包括「靈氣」在內的八個新的日語詞彙。這本辭典相當於日本的國語辭典，權威度與牛津字典並列。該辭典對靈氣的說明為：「Reiki（名詞，日語）一種以療癒及恢復精神為目的，給予患者能量的療法」》

這樣的內容，在當時的報紙與電視新聞、週刊雜誌中都蔚為話題。

●二〇〇四年一月十三日的日經新聞（晚報）中，以「質變的醫療」為題，介紹了美國的替代醫療。

《「你看，是不是進入了……」醫師一邊如此說著，一邊從手中對患者的背部釋放出「氣」。

進行被稱為「Reiki（靈氣）」療法的，並非路邊小型民間療法設施，而是美國具有代表性的綜合醫院，紐約市的貝斯以色列醫療中心（Beth Israel）。許多因西洋醫學無法治癒的頭痛等病症患者來此尋求幫助。》

關於替代醫療，《原則上指除了以科學驗證為基礎的西洋醫學之外的所有醫療方式（中略），替代醫療的背景則是對當今醫療的不信任。當今醫療過度依賴藥物的傾向招致國民普遍的不滿。美國總統諮詢委員會於二〇〇二年三月，由衛生署創設統籌替代醫療的專門部署。今後將以政府單位的等級來著手於西洋醫學與替代醫療之間的融合》。該報導如此解說。

●二〇〇八年七月九日產經新聞（早報）中，以「全面（Holistic）醫療」這樣的標題做如下報導。

《為了幫助投予藥劑或施以外科手術等西洋醫學皆無法完全治癒的各種疾病，對於各地的傳統療法甚至包含「祈禱」的活用在內的「全面醫療」，如今正受到高度關注。所謂「全面醫療」是從心態的保持到生活習慣的維持，以囊括生活環境一切在內的全人全面治療，去提高患者本身「療癒能力」的治療方式》，報導中並舉出山本紀念醫院（橫濱市）的全面醫療情形，如下：

《平成15年開設了綜合診察部。（中略）共有四位醫師，各自負責「安心科」、「聽得清楚科」、「痛覺診療」等科目。採用發祥於德國的同類療法（Homeopathy），應用身體各部位固有波動的生體共鳴療法，以及發源於日

本，並在夏威夷發揚光大的靈氣療法，加上氣功與經脈刺激等技法，進行對各種疾病的治療》

前述英國Collins辭典選擇詞彙的原則是「報紙、雜誌、書籍、廣播等，各種印刷品以及會話中使用頻度最高的四億個單字」。由此可見「Reiki靈氣」一詞如何滲透於英國日常生活的會話之中。當然，不只Collins辭典，牛津字典中也早已收錄，對Reiki靈氣這個詞彙的說明是《為了促進療癒作用，以手接觸患者身體，以能量的交流來施療的技巧》。

不只如此，美國的醫學大詞典中也收錄了「Reiki靈氣」一詞，德國最有名的百科全書「Brockhaus」中也可見到靈氣這個單字。

此外在歐美，不只上述貝斯以色列醫療中心，靈氣療法還活躍於許多的醫療機關之中，醫師或護士同時也是靈氣癒法的療法師，這種情形並不少見。

靈氣被認為是「從事與健康相關工作者的必修科目」，不過即便是與醫療或健康產業無關的人，還是有許多人投入了靈氣的學習，日常生活中也頻繁地使用著靈氣這個詞彙。

最近，確實能感受到靈氣療法在海外的知名度漸漸凌駕日本，不過在日本，從事靈氣治療的夥伴共同成立了「日本靈氣波動治療協會」這樣的團體，也會定期訪問前述如山本紀念醫院等單位，進行靈氣療法的義工活動。

●出現於文學作品中的靈氣

先不論國外，靈氣出現在日本的文學作品之中，這可說是一個相當罕見的例子。於二〇〇五年七月十六日起在讀賣新聞早報上連載至二〇〇六年八月十八日的作品「以光之指觸摸吧（光の指で触れよ。池澤夏樹著，後由中央公論新社出版）」當中，有一段關於靈氣，簡單易懂的解說，請容我在此略為引用。

這是因家庭糾紛受到傷害的亞由美，帶著女兒木野子前往居住於荷蘭，高中時代的友人佐惠子家時，她們之間的一段對話。

「嗯。我還想跟更多不同類型的人產生關聯，所以我才去學習靈氣的。」

「靈氣？那是什麼？」佐惠子問道。

「一種療癒法。當身體不舒服時，用手掌接觸的方式施以治療，就能獲得輕鬆。我已經學會這種療法了。」

「還有這種東西啊。」

「是啊。最初，是朋友的朋友為我施療。結束之後我感到身體非常舒服。照顧木野子最忙不過來的那段時期，身體和頭部都出了很多毛病。那時，朋友就告訴我還有這種療法，於是我便試著接受了。」

「這樣啊……」

「施療時我只是躺在那裡而已，而療癒我的人也只是把手放上來而已。從那手碰觸到我的部位，傳來陣陣的溫熱，解除了身體和頭部的緊張，好像放進什麼令人舒適的東西到身體內一樣。我想那就是氣的流動吧。」

「是氣嗎？」

「對方是那樣說明的啊。下次我幫妳試試看吧。」

「所以說，那是使用氣的按摩？」

「要這麼解釋也可以。不過只有一開始啦。靈氣其實是一種技術，所以我認為，它是可以學習的。也因此我才去學，並且現在自己也稍微可以辦到了喔。正式開始學才不過是一年多前的事呢。」

「話說回來，所謂的氣，也就是說從妳體內發出來的囉？那是湧現出來的嗎？」

「不，我想不是這樣的。應該是從某處外來的東西。我只是引導的行進而已。妳可以把我想成連結檯燈與插頭的電線。被我的手碰觸的部位雖然會感到溫熱，但發熱的卻不是我的手。」

「原來如此。不過，追根究底，靈氣又到底是什麼東西呢？」

「是從前某位日本人發現的一種療法啊。」亞由美這麼說。「所以原本的漢字就是寫做『靈氣』。只是在日本尚未普及之前，就先經由夏威夷傳到美國去，並在那邊產生了很多信奉者。也因此才會用英文拼音寫成『Reiki』。這個名詞雖然日語的字典找不到，但很多英語大詞典都有記載呢。」

「英語啊⋯」

「在歐洲也有很多人知道喔。醫院的看護中不乏精通靈氣療法的人，我聽說有些地方就像是溫泉按摩一樣運用著這種技術。」

「誰都可以辦到嗎？只要練習就可以了嗎？」

「我想應該是人人都能辦到的。不過要先經過數階段的修習，才能真的學起來。」

「這樣啊。」佐惠子深感興趣似的點了點頭。

「一開始學的時候真的就是有樣學樣，只是模仿外表的形式而已。不過，慢慢的接受療癒的人也開始告訴我真的有效。於是我便將那種感覺記起來，也有了自信。不斷重複這樣的過程。」

「有老師教嗎？」

「是啊。練習時都是以老師或學習夥伴為對象進行的。」

亞由美提到發源於日本的靈氣在普及之前便經由夏威夷傳到美國，但其實這是錯誤的理解。從明治末期到昭和初期，民間療法大為盛行，也就是所謂靈術風潮之中，靈氣療法吸引了許多海軍高官，曾經風靡一時。

這一段來龍去脈將會在後面的章節中解說，在這裡引用這段文章，是想說明接下來這段關於靈氣的本質。

- 靈氣，能讓痛苦的地方得到舒緩。
- 接受療癒者（接受靈氣的人），只需要放輕鬆就可以了。
- 施療者（以靈氣進行治療的人），只是伸出手觸碰而已。
- 靈氣是一種技術，所以人人都可以透過學習而獲得這種能力。
- 施療者只是扮演引導的角色，不需使用自己本身的能量。
- 經由練習，靈氣的使用將會越來越上手。

●醫療世界中對靈氣的運用

現代醫學雖然有著日新月異的進步，但依然有著無論以外科手術或投予藥劑、使用放射線等既有的治療法也無法應付的疾病增加，因此現在世界各地都開始注目起無論傳統療法或民間療法，只要有效便嘗試的全面醫療。不只看病痛產生的部位，而是連心態與環境的調和、生活習慣等都列入療癒的對象。生病有時並非壞事，而是一種警訊。疾病可以由患者本身自行療癒，醫師只是從旁協助而已。療癒的中心力量主要是病患本人內在的治癒力量。

像這樣的醫療方向，在現今或許還只是少數的非主流，但從中我可以感到固有的價值觀已經開始逐漸改變了。

靈氣可以說是「讓人的整體皆健全」、「首要治癒心靈，第二兼顧肉體健全」的療法。不將人體的各部份拆開分析，而是重視全體性，從思想出發。這種思考在全世界都獲得認同，我認為也是先進國家醫療之所以會採用的原因。

在英國，只要符合一定條件，靈氣治療甚至可納入健保的一環，在美國安德遜癌症中心，靈氣也被當作替代醫療的一種來運用。此外，科學研究者的學位論文中也時而以靈氣為主題，靈氣的效果正受到各界的矚目。

從這樣的見解出發，海外也採用靈氣來照顧末期患者的精神與活力，此外監獄中的受刑人接受靈氣療法的例子也增加不少。日本也從數年前開始，像是大津市民醫院或彥根市立醫院的安寧病房中，都接受了靈氣療法的義工前往服務。在日本靈氣療法關西協會的推動下，地方監獄之中也有一部分在受刑人的自立支援（防治再犯）計畫中，加入靈氣療法。

像這樣，靈氣一方面成為現代醫療的優秀輔助，同時也提高許多人的生活品質，可說活用在各種不同的方面。

去年，我和東京大森腦神經外科醫院的工藤千秋院長碰面，有機會談到醫療與靈氣合作的可能性。工藤院長是有名的醫師，過去曾隸屬於英國的伯明罕大學醫學部，當時現場體驗過靈氣施療者活躍於現代醫療中的景況，而開始抱持療癒身體，未必全部需要依賴西洋醫學的信念，不分古今東西只要是對身體有益的療法，他都會推薦並且實踐。

日本國內各地也都有不少優秀的治癒師，創造出許多改善健康的例子，不過幾乎所有的例子，其效果都沒有經過第三者的驗證。

「能夠理解靈氣療法的醫師，與治癒團體合作，加上對靈氣有興趣的媒體，共同驗證靈氣療法的效果，累積這樣的驗證經驗是很重要的」，我與工藤院長在這一點上意見完全一致。之後，為了讓計畫成立，也舉行了測試驗證，獲得頗有意思的資料，令我非常期待今後的進展。

第1章

REIKI

試著使用靈氣

—無論誰都能學會運用的靈氣技法—

●無論是誰都能當天學會靈氣

靈氣並不需要特別的訓練或修行，任何人都可以在修習當天達到具有相當效果的療癒。

因為靈氣療法並不需要藉由訓練提高集中力，也不需要依靠強力的念力（意識），只是將充滿於宇宙之間名為靈氣的療癒性質能量，經由自己這條通路傳達給被療癒者，所以是很單純的技法。

對於療癒疾病這個行為，日語中經常稱為「處置（譯註：日文寫為「手当て」）」或「緊急處置（日文寫為「応急手当て」）」，這是我們本能的知道將手按在患部便能獲得療癒的緣故。然而，現代人平常都不知道（忘記了）自己身上還有這樣的能力，實在很可惜。所以，靈氣講座所要做的就是喚起自己潛意識中的記憶，將自己調整為隨時能夠使用這種能力的狀態。

那麼一定有人會問，如果不參加講座就無法使用靈氣療法嗎？並沒有這回事。靈氣乃是充滿於宇宙之間的能量，在我們每個人體內也都存在著。臼井靈氣療法的創始者臼井甕男老師就曾說過：「宇宙的一切事物之中都存有靈氣。大宇宙的偉大靈氣，不僅存在於人類體內，人格越崇高的人體內的靈氣等級也就越強。」

不過，靈氣療法並非使用自身能量（體內的靈氣）來進行療癒行為。而是從遍佈宇宙之間的靈氣之中，受取與自己體內靈氣波長相合的，提昇自己健康的同時，也能透過自己傳遞到需要療癒的人身上。

在靈氣講座中學的，便是理解這種不需要使用自己體內能量便能達到療癒效果的方式，活用靈氣讓自己更健康，同時提昇精神力。也就是「通往健康與幸福之路」。詳細內容彙整於第三章，如果是簡單的療癒（手觸療法）的話，只要遵守一些注意事項，無論是誰都能安全辦到。

本章將介紹安全簡單，同時具有效果的靈氣療法如下：

- 提高靈氣的流通（做出「療癒之手」）
- 靈氣療癒的方法（自我療癒與療癒他人）
- 體內靈氣的淨化與活性化技法
- 提高自我治癒能力的技法（提高免疫力與自然治癒力）
- 使精神沉穩安寧的意識提高的技法

靈氣療法是能夠為身心帶來舒緩放鬆，解除無意識之間累積的緊張與壓力的技法。以手按住後，能促進體內能量的循環，如果有不調和的能量便從體內引導出去，讓體內體外的靈氣恢復彼此的共鳴。如此一來體內的自然療癒力就能獲得提高，也能取回自己本身應該具有的力量。由此可知，靈氣療法的施療者並不需要特殊複雜的技巧。

人類的身體會主動維持最佳狀態，所以只要去除妨礙健康的因素（大部分的情形都是緊張與壓力），身體自然就會朝著恢復健康的目標努力。所以請拋棄壓力與緊張，輕鬆地進行靈氣療法。

●為了達成效果更好的療癒

為了達成效果更好的療癒，首先最重要的是要製造出「療癒之手」。有名的大靈能者，出口王仁三郎先生曾說過「無論是誰的手都一定會有效果」。正是如此，原本人類的手就獲得了上天賜與的療癒能力，所以與其說是「製造出」，不如說是為了充分活用這能力而有必要去做一些「調整」，或許比較貼切。

此外出口先生還說過，「雖然無論是誰的手都一定會有效果，但平日裡經常對神佛虔心合掌的人的手，又更具效果」。我想這應該可以解釋為「心懷感謝，心中有愛的人的手，也具有更高效果的療效」吧。所以我們提倡「靈氣療法並非單純的療癒技術，而是愛與協調的實踐」。

雖說是能夠帶來療癒的手，但有療癒作用的並不是手本身，手所負責的只是有如能量水龍頭般的機能，因此更重要的是提高體內靈氣的流通，並且調整它不使其停滯於體內或與異物相混，才能順利傳達送出。

另外，「放鬆」是靈氣療法的基礎。人只要在放鬆的狀態下，體內與體外的靈氣就更能取得共鳴。

放鬆的技法有許多，首先請採取「輕鬆的姿勢」。接著「轉動肩膀，上下活動」，「轉動脖子，前後左右轉動」，「閉上眼睛放鬆全身的力量」，「緩緩深呼吸」等等都能達到令身體放鬆的效果。

除此之外，以下技法也都能幫助放鬆。

●柔軟肩關節（將雙手交握在後腦部，往左右兩邊拉。想像自己正朝著天空飛去，慢慢如展翅般張開雙臂）

●去除頸部僵硬，提高柔軟度（舉起肩膀向後方伸張，接著慢慢前後左右轉動脖子。最後再朝左一轉，朝右一轉）

●轉繞手臂（兩手相抵後，將手臂向前伸展。接著將手臂全體向內側與外側分別強力轉繞）

初步的放鬆之後，接下來便甩甩手，放鬆容易堆積能量的部位（肩膀，手肘，手腕關節）

●首先，在胸前將雙手相對，但相隔一些距離。接著放鬆手腕的力量左右搖晃。不是揮動手掌，而是甩動手腕。

●接著將手朝下，以和剛才相同原則甩動手腕。

●一邊甩動手腕，一邊將意識集中到雙肘（這麼一來從手腕到手肘的關節便能夠放鬆）

●保持甩手的動作，將意識移向雙肩（這麼一來便能同時放鬆手腕．手肘．肩膀關節）

另外，由關男英先生推薦的甩手運動也很有效果。首先雙腳打開肩寬站立，放鬆雙手力量前後晃動。朝後方甩動時較用力，甩出後放鬆力量，靠反作用力甩回前方（可依自己喜好判斷重複幾次以上動作）。

還有，摩擦雙手可以達到「提高手溫」，「以靈氣淨化雙手」以及達到「提高靈氣噴出」的效果。

雖然即使是冰冷的手，傳導的也不會是冰冷的能量，不過與其用冰冷的手進行手觸治療，不如溫熱的手讓人感到安心。

在此介紹馬上能讓掌心發熱的方法。

①在胸前讓雙手手腕靠近，對準雙手手腕部份的紋路併攏。

②按照大拇指，食指，中指，無名指，小指的順序，將左右指頭的關節對準併攏。

③輕輕合起雙手，稍微用力快速摩擦。

接著可以嘗試簡單的「V字合掌」，在胸前併攏的雙手手腕呈直角，先讓手掌向後做出一次「V」字型後再度合起手掌，稍微用力快速摩擦。

再做「交叉合掌」。雙手上下成交叉姿勢密接相握後摩擦。

●想像訓練（image training）是很有效的

能量這種東西，會朝在人的意識所在之處集中，隨著人的想像流動。而靈氣雖然不需要意識指定流向，也會朝必要之處流通，但如果無法有這種體驗的話，靠著想像訓練（image training）來提高能量的流通，便能有效提高對靈氣流通的感覺。

不過話雖如此，若過於集中意識於提高能量，也有可能招致多餘的東西。此外，誤以為靠著自己的意識或想像就什麼都能辦到，走上與靈氣療法的目的（愛與協調的實踐）大相逕庭的路，變成需要使用自己的能量才能達到療癒，這也是值得擔心的一點。

換句話說，重要的是小心不要錯誤運用意識。還有，也必須拋棄「想隨心所欲的治療」，或是「想要做出驚人優異的治療」這類想法。重要的是將一切交給大自然，信賴大宇宙的活動力量（不要妨礙大宇宙的活動力量），純粹地將意識配合靈氣的迴路運轉即可。

像這樣的想像訓練，等到真正學會靈氣療法之後就不再需要了，不過最初依然是有效的輔助。那麼該訓練到什麼時候才好呢？等到「某種程度能夠感受到能量（我們稱為氣感已經開發）的階段」就可以了。

其實靈氣療法的效果和氣感並沒有直接相關，就算什麼都感覺不到，只要繼續以手觸摸一樣能夠進行靈氣治療。只是，與其什麼感覺都沒有，能夠出現氣感還是比較有趣，而且若能親身感受到靈氣的流動，也能獲得安心感。

不少人都會抱怨在進行靈氣療法時沒有什麼感覺，其實以後就算不想，還是能夠感覺到的。氣感的型態雖然因人而異，但一般來說多半如下：刺激感、痛感、溫熱感、冷感、壓力感、通風感、磁力感、通電感、麻痺感、搔癢感等等。

那麼以下便開始分為四個階段來介紹想像訓練。

第一階段（從放鬆開始）

①甩手（在胸前上下左右甩動手腕，或豎起手腕做出投球的姿勢）

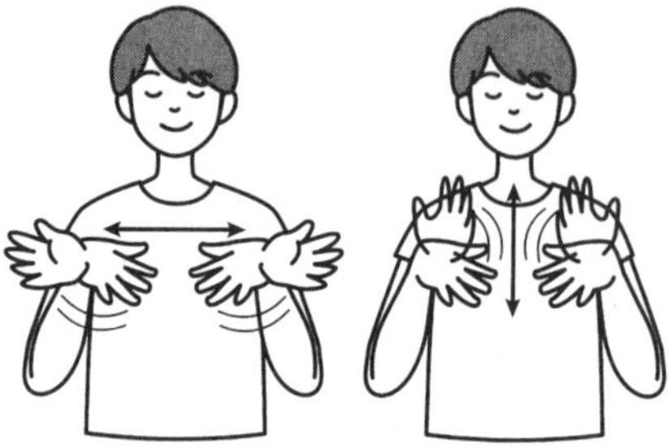

②想像氣團（雙臂保持水平，手心朝上，想像左右掌心各放著一顆氣團）

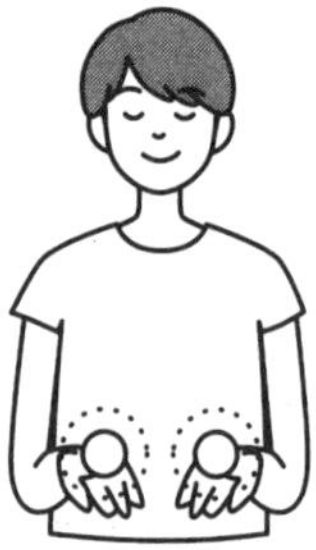

③氣團合體（想像靈氣進入氣團，使得氣團變大，讓左右兩顆氣團合體，感受其彈性）

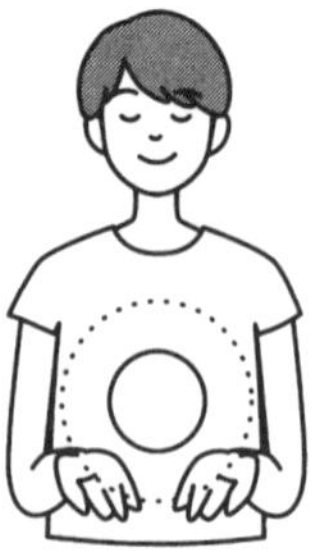

第二階段（首先摩擦雙掌）

①左右移動氣團（用兩手左右夾住氣團，將氣團從右手移到左手，再從左手送回右手）

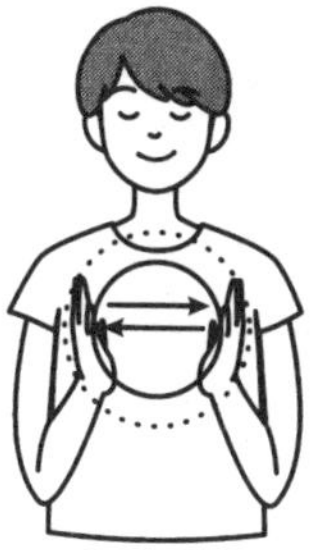

②上下流通（右手朝上，上下夾住氣團，然後上下換手）

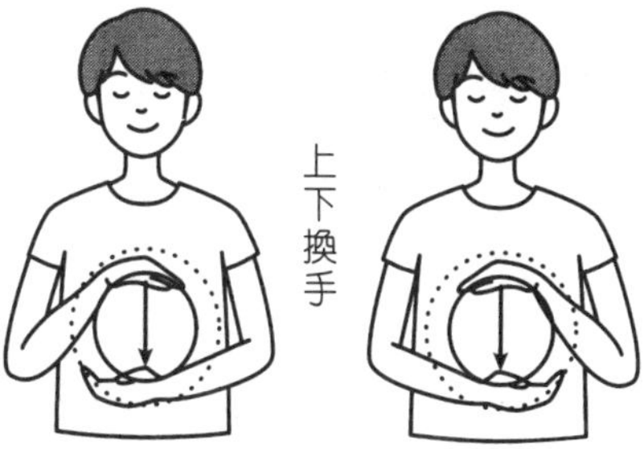

③氣入丹田（肚臍下方）（從左右手夾住的氣團，同時左右接受靈氣，讓靈氣通過手腕、肩膀，來到背部之後，令其進入丹田）

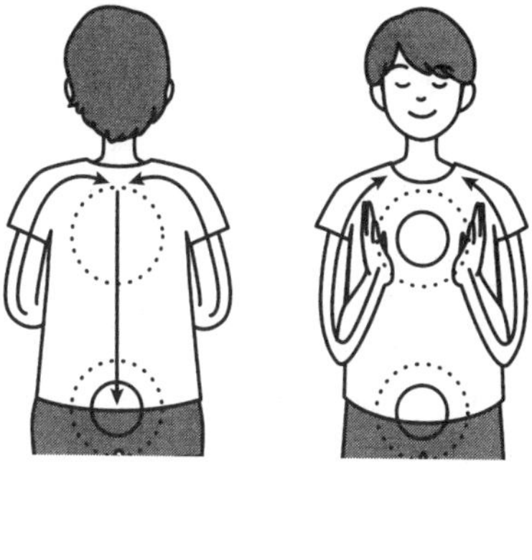

第三階段（強烈提高氣感）

①指尖併攏（左右手十隻手指指尖併攏後，慢慢分開，感受氣的存在）

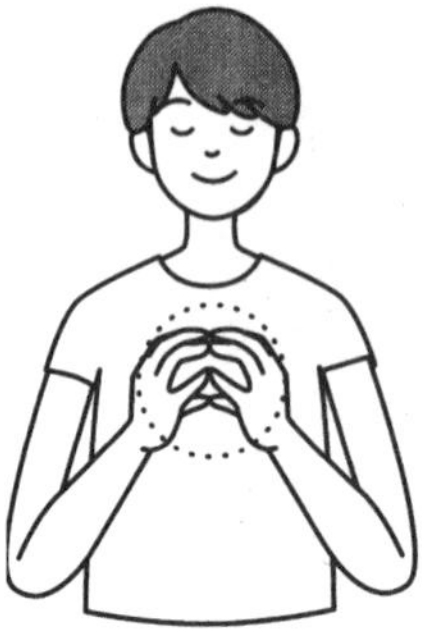

②V字合掌（手腕呈直角併攏，手掌先向後做出「V」字後再慢慢合起，最後用力密合）

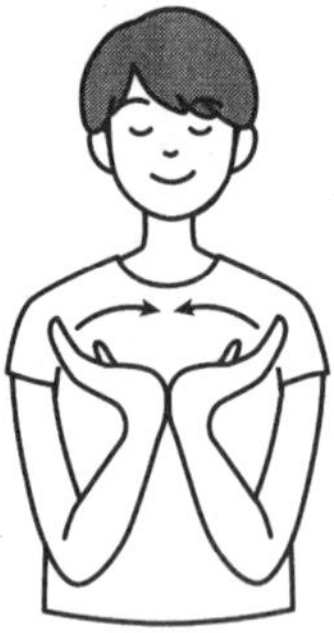

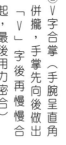

③交叉合掌（兩手上下交叉相握，用力握緊）

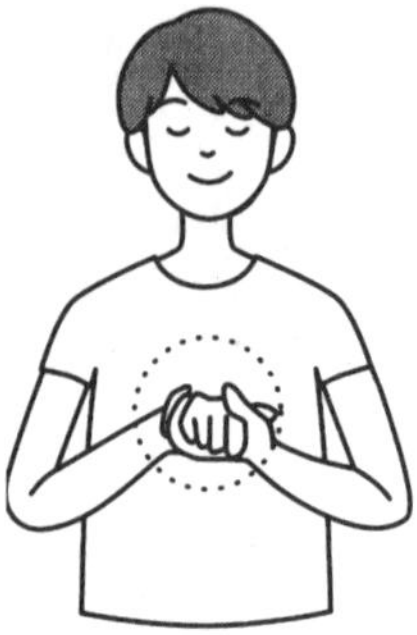

第四階段（以靈氣進行的自律訓練法）

①兩手放在膝蓋上，左手朝上輕輕打開，右手朝下輕輕握住。隨著呼吸時的吸氣，讓靈氣也從左手吸入，吐氣時則讓靈氣進入右手。接著，右手朝上打開，左手朝下握住。由右手吸入，進入左手。

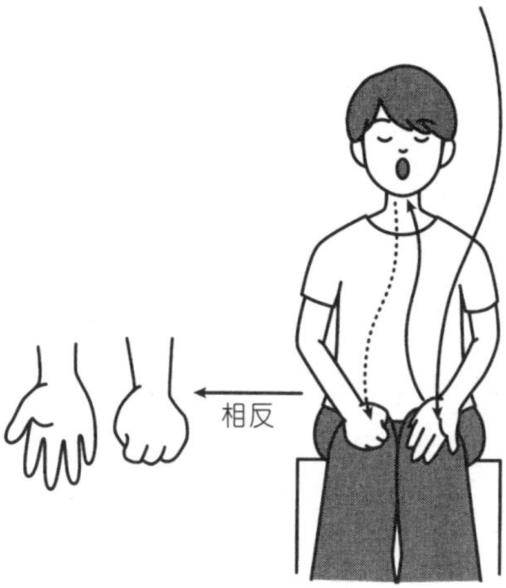

②左右手都朝下握住。從頭頂吸入靈氣，使其進入雙手之中。

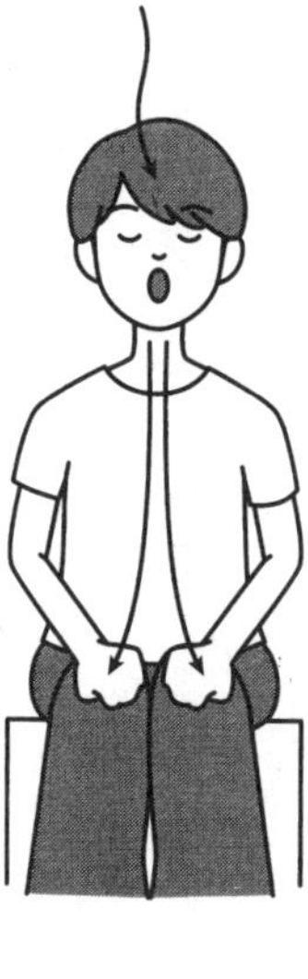

●靈氣療法的基礎

靈氣療法的作法很單純，不過要想安全又有效果的進行療癒，還是有幾項必須遵守的基礎。

傳統的臼井靈氣療法，是一種「先找出身體不適的原因發生在哪裡，找出那個不協調之後一邊感受一邊以手按住，等待不協調消失」的方法。不過，一開始很多人都無法感覺到那種「不協調」，覺得自己不具有療癒的能力，因此而放棄的人也不在少數。

西洋式的靈氣療法，便停止找尋不協調，改採取無關病名與症狀，只「在定點，以固定的時間，按照固定的順序進行手觸施療」的單純方式。這也是由於靈氣具有「會朝必要之處流去必要的量，在必要的時候達到必要的治癒作用」的特性，才能夠創造出如此單純的療癒方式。

●12個基本位置的介紹

靈氣療法以「從頭到尾椎骨為止」為基本位置，其順序我們稱之為「基本12位置」。以部位來說，分為「頭部」「身體前部」「身體後部」三部份，各自又有四個位置，合計十二重點位置，依序用手按撫進行療癒。基本12個位置有時也簡稱12位置（或基本位置），能夠簡單又有效地活用靈氣，無論是自我療癒或為他者施療都能使用，也能衍生出多種變化形，是應用範圍很廣泛的技法。首先請先學會並記住這12個基本位置，這就是靈氣療法的基礎。

以下簡單說明在各個位置進行手觸施療的效果。

【12個基本位置·頭部（Head＝H）】

H（Head）是朝人體中樞，也就是腦的所在之處，從前後左右方位傳送能量，也能將靈氣傳送至眼、鼻、甲狀腺，帶來放鬆與安穩，提高自然療癒力。

H-1 臉部前方

主司消除眼、鼻、牙齒、下巴等的疼痛。提昇注意力、平衡感。解除壓力，提高精神力。

H-2 臉部兩側

主司腦下垂體、松果腺體的平衡。調整腦內荷爾蒙。解除頭痛。保持左右腦的平衡。消除壓力。增進記憶力。擴大意識能力。提昇直覺力。

H-3 後頭部

主司提昇腦下部、脊髓、小腦、後頭葉機能。語言腦力。視覺、色彩感覺的提昇。調整體重。放鬆。提昇創造力。從恐懼中獲得解放的能力。洞察力。擴大視野。

H-4 咽喉部

主司促進血液循環、淋巴液、咽喉、甲狀腺、血壓，以及代謝機能的活性化。帶來自信、平靜、安定力量。喜悅與幸福感。創造性與溝通能力的提昇。

【基本12個位置・身體前部（Front＝F）】

F（Front）是從咽喉下方的胸腺部（免疫系統的中樞部位）開始，經由各個內臟器官到達膀胱與生殖器，如此由身體前部傳送靈氣，調整平衡。

F-1 胸腺部

主司心臟、肺、胸腺。促進血液循環，提高對疾病的抵抗力。提昇自信，平衡感情。消除壓力，提高包容力。帶來愛、幸福感受、安定性、協調性。

F-2 上腹部

主司肝臟、胃、膽囊、脾臟、太陽神經叢、消化機能的提昇。從不安與恐懼中獲得解放的能力，消除壓力、放鬆、平安、平衡、與高次元能量共鳴。

F-3 丹田部

主司肝臟、胰臟、膽囊、脾臟、大腸、太陽神經叢的機能提昇。減少壓力，解除不安與不滿情緒。增加自信。強化包容力、自信與力量。

F-4 下腹部

主司大腸、小腸、膀胱、卵巢、子宮、生殖器、前列腺、排泄器官的機能提昇。解除性方面的不順。從不安與恐懼、緊張的情緒中解放的能力。提昇柔軟性與意識的擴大。

【基本12個位置．身體後部（Back=B）】

B（Back）是沿著脊髓依序由肩膀下到背部中央，再經由腎臟、副腎直到前列腺下部為止，由身體後部傳送靈氣，調整平衡。

B-1 斜方肌

主司部位與F-1相同。另外還可解除因脖子、斜方肌、胸椎、腰椎、脊髓，神經組織等造成的不適。放鬆作用。

B-2 背中上部

主司部位與F-2相同。另外還可解除因胸椎、脊髓、神經組織等造成的不適。幫助從過度緊張中獲得舒緩。

B-3 腰椎部份

主司部位與F-3相同。另外還可解除因腎臟、副腎、腰椎、神經組織等造成的不適。還可充實內在。

B-4 薦骨部份

主司部位與F-4相同。另外還可解除因薦骨、尾椎骨、恥骨等下半身的骨骼以及神經組織等造成的不適。

12個基本位置的治療方法

【頭部（Head＝H）】

H-1臉部前方

兩手豎直併攏，送出能量。這時為了避免呼吸困難，記得不要覆蓋住鼻子。如果必須覆蓋的話，手與臉部保持一點距離。

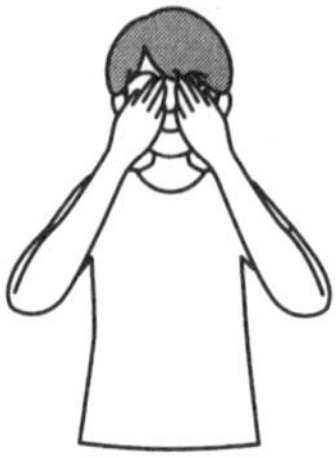

H-2臉部兩側

從H-1的姿勢將兩手滑向左右兩邊，碰到耳朵後停下，以拇指輕輕抵於耳垂內側。手放左右臉頰，指尖觸碰太陽穴。手不要覆蓋住耳朵。

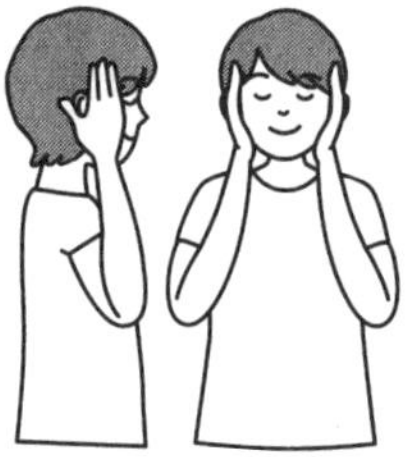

H-3後頭部

從H-2的姿勢，將兩手滑向左右兩邊，通過耳朵之後停下，兩手包覆住後頭部。這時兩手臂自然會向兩側伸展，屬正常情形。

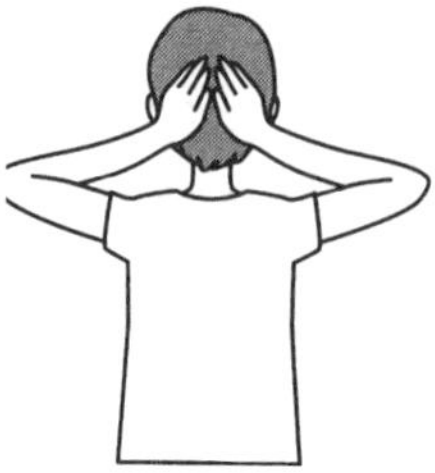

H-4咽喉部

從H-3的姿勢將兩手滑向脖子（耳下），沿著下巴輪廓朝正面滑到雙手腕碰觸為止。雙手採取包覆咽喉的姿勢。

【身體前部（Front＝F）】

與H（Head）不同，身體前部的各部位較不易有所混淆，只要照著圖解確認正確的位置所在即可。

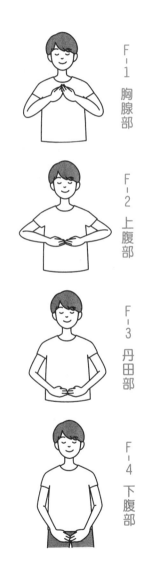

F-1　胸腺部

F-2　上腹部

F-3　丹田部

F-4　下腹部

【身體後部（Back=B）】

與H（Head）不同，身體後部的各部位較不易有所混淆，只要照著圖解確認正確的位置所在即可。

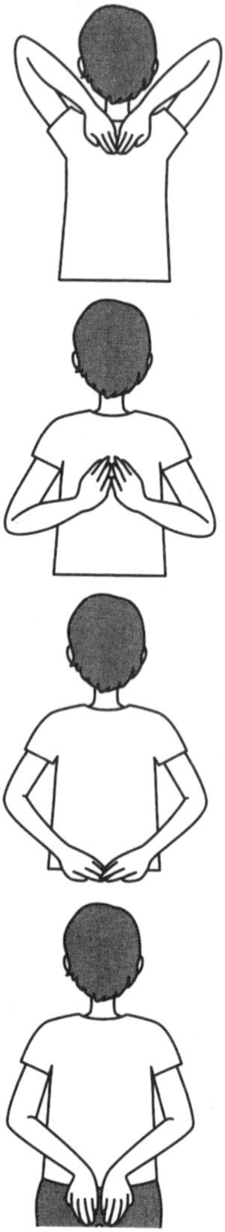

B-1 斜方肌

B-2 上背部

B-3 腰椎部份

B-4 薦骨部份

●不轉動意識與念頭將一切交給靈氣

為了完成簡單又有效果的靈氣療法，活用前面介紹的12個基本位置是很重要的。另一件重要的事，就是為了達到安全的療癒，要注意不能使用自身的能量。

雖然，使用自身能量的療癒法也是存在的。那是在強力的意識集中與念力之下集中能量，受過強化能量的訓練，才去使用能量的療癒法。運用這種療癒法的結果，就是被稱為氣功達人或是療癒專家的那些人，能夠當場消除疼痛，或為病人改善長年纏身的肩膀酸痛或腰痛，矯正骨骼的歪斜等等，屬於運用超乎常人的能力來進行療癒活動的範疇。這種能力在某種意義上雖然值得讚賞，也有很多人不遠千里去尋求他們的幫助，但靈氣療法卻並非驅使這種能力的療癒方式。

使用自己的能量時，勢必與對方的能量對抗，如果敗陣了波動就會減弱。此外，如果將自己的能量過度傳送給對方，嚴重的狀況甚至可能導致自己生命力枯竭的狀態。最初先學習臼井靈氣療法，之後自創江口式手心療法獨立出來的江口俊博氏說過：「如果不加思索便伸出手想為對方施療，可要做好被對方業障捲入的心理準備」。這就是靈氣療法之所以教導「使用自己的能量進行療癒，會受到較低波動影響」的原因。

進行靈氣療癒時，不應該去想著「要把病治好」，也不要企圖去主導療癒結果。而是要去信賴靈氣本身的療癒能力，以及被治療者內在的自我療癒力，將結果交給靈氣，自己只是單純的將靈氣轉運接駁而已。如此一來，必要的時候就會產生必要的結果，被療癒者與施療者也會一起受到療癒。這就是靈氣療法的最大特徵。

●展開療癒前的念力傳達是很有用的

以上介紹的，是讓人們能夠完成安全又有效果的靈氣療法，所需做的準備。接下來要更進一步讓各位理解靈氣特有的念力傳達。所謂的「念力傳達」，如字面所示，就是將念力傳達出去的意思。「奇怪，前面不是才說靈氣治療不使用念力的嗎？」我想一定很多人現在正產生這個疑問吧？沒錯，靈氣治療的確不使用念力（意識）。

會在施療時使用念力的，多半是想求速效（想要早點讓患者輕鬆，想要消除患者的疼痛等）。其結果便是內心產生「靠我的力量想辦法救助對方吧」「只靠靈氣令人不安，也加上我的力量來幫助對方吧」等念頭，於是當這種念頭增強時，自己的力量就會取代靈氣，開始流向被療癒者。

那麼，難道真的不需要任何念力（意識），只要默默的伸出手就能達到療癒了嗎？

當然，只有這樣也完全沒有問題。請信賴靈氣的療癒能力，以及被療癒者的生命力，只要淡然地伸出手進行手觸療法即可，一概不需要任何念力。不過，在療癒過程中，難免會遇到信賴感不足，途中開始產生不安與懷疑的情形，想要加上除了靈氣之外的其他輔助。這時能夠派上用場的，就是念力傳達法。

●自我療癒的方法

①可採取自由姿勢，只要輕鬆即可。輕閉雙眼放鬆身體。兩手向上舉，與靈氣相接，接著右手放在額頭上，左手放在後腦勺。

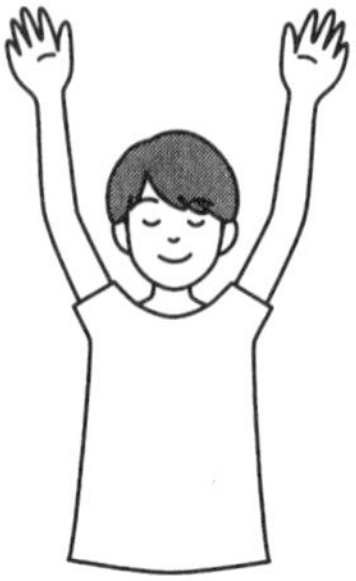

②傳送從右手釋出的靈氣，默念以下健康宣言兩次，對自己的潛意識傳達念力。（可以默念，也可以發出自己聽得見的音量）。

「我接受宇宙帶來健康的真實，從現在起，決心以與靈氣共鳴的生存之道獲得健康，並維持下去。」

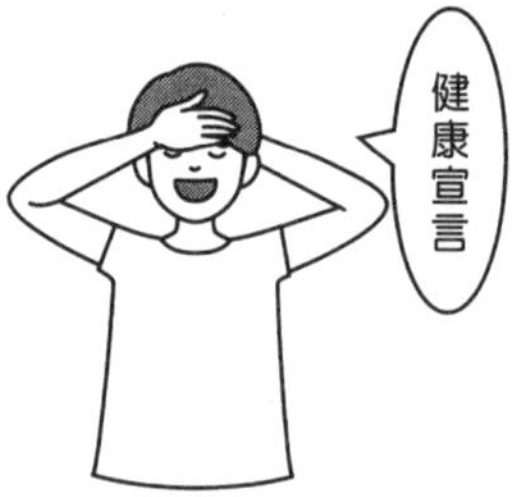

③雙手從頭部離開後，放在胸前交握，依序將手按向「12個基本位置」（手觸的時間，通常修習完第一階段者一個位置五分鐘，修習完第二階段者一個位置兩分半鐘，不過也不必太執著於時間長短。未曾修習過的人，以大約三～五分鐘為準，在自己感到舒服的範圍內執行就可以了）。可參考76頁。

④結束之後雙手在胸前合掌，傳達以下念力後便可結束。

「希望在靈氣的引導下，達到必須的療癒效果」如果中途感到想睡覺，就直接結束也沒關係。

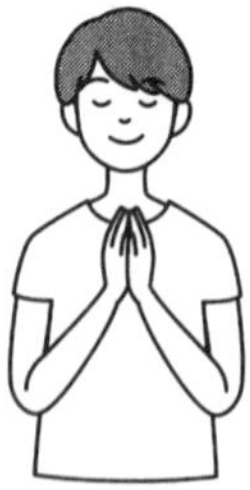

所謂念力傳達，即是「將調和的念頭（念力），化作言語傳達」，也可說是一種自我肯定宣言（展現積極自我生存之道及積極向前態度的言語）。念力傳達雖然將念力傳達出來，但並非將念力用在療癒上。而是在施療之前，發出「我選擇與靈氣共鳴的生存之道」或「我信任靈氣的引導力量」等念力，一旦開始施療，還是要將一切徹底交給靈氣。

例如，在機場購買機票時，配合自己的目的地選擇搭那一班飛機雖然是靠自己的意識來決定，然而一旦上了飛機則必須信任機長，將一切交給他。就和這道理是一樣的。

用在念力傳達的語句有幾種，在此介紹自我療癒之前的「健康宣言」（82頁），以及療癒他人之前的「與靈氣共鳴之語句」（86頁）。

這兩種都是經過許多人活用，並實際感受到效果的語句。

●為他人施療時的注意事項

關於為他人施療的細節在第三章會詳細描述，這邊先做簡單介紹。為他人施療，比自我療癒還需要多留心注意。使用靈氣進行手觸療法，只是將手輕輕放上，或微微摩擦，一般來說是不需要擔心導致症狀的惡化。可是，若過份用力按壓、敲打，或揉捏的話，就無法保證絕對不會惡化。

很罕見的情況下也會出現好轉反應。首先是「能量衝擊」產生的好轉反應，雖然不至於感到身體不適但身體會出現輕微倦怠、無力等感覺。接著因體內的能量活性化了，又會產生以下幾種症狀。其一是肉體層面的好轉反應：頭痛、發癢、下痢等等。另一種是精神與感情層面的反應：發怒、恐懼、憎恨等。以上所述症狀都是接受靈氣治療後，身體改善能量狀態而產生的一時性好轉反應，不須過份擔心。

不過，如果經過兩天以上症狀未見好轉，有可能是這時期剛好遇上身體其他原因導致的病痛，還是前往醫院就診為佳。

另外直接接觸異性肌膚，或脫除衣物等都有可能發生問題，需要慎重以對。

靈氣療法並非什麼都能治癒，只是輔助被療癒者的成長而已。因此，如果面對抗拒靈氣療法的人，強迫進行手觸療癒只是徒勞無功，沒有意義。除了某些特殊情況（意識不明或重病患者，無法確認本人意志的情況，或小孩與動物的情況等），基本上如果未曾取得對方同意，都不該擅自進行施療。

手觸與摩擦的效果沒有不同，人在接觸到溫暖的手時都能感覺放鬆。除了撫摸時會產生疼痛的情形，只要取得對方同意，都可伸出手進行手觸療法。

●如何進行他人施療

①姿勢可自由不拘，被療癒者與施療者都只要採取可放輕鬆的姿勢即可。接著請被治療者閉上眼睛保持全身不要使力的狀態。

②施療者接近被療癒者，在適當的位置輕閉雙眼，接著在心中默念「與靈氣共鳴的語句」兩次。

「我呼喚內在的靈氣之光。我是完美的靈氣通路。光將會引導一切圓滿調和。」

③施療者張開眼睛，為被療癒者進行氣（aura）的淨化。將手放在距離被療癒者約10公分處，做出如撫摸全身般的動作。動作的流向是從頭到腳，或從左到右。（頭頂部份可以從左到右，不過能量是不能從下往上流的）。可參照88頁。

④施療者將雙手放置胸前合掌加溫後，依序按在被療癒者的「12個基本位置」。（手觸時間不必太執著。一個部位約三分鐘到五分鐘左右，一邊觀察被療癒者的狀況一邊做調整。）

⑤最後，為被療癒者進行氣（aura）的淨化。與施療前相同要領，以如同溫柔撫摸一般的手勢，調整、引導氣流。如果有感覺異常的部位，即使只是一點點，也要特別加強淨化。（流向與③相同）。

以上就是正式施療的順序，如果被療癒者希望「稍微碰觸肩膀即可」的療法，就在①～②順序後摩擦雙手加溫，隨後伸出手按撫即可。

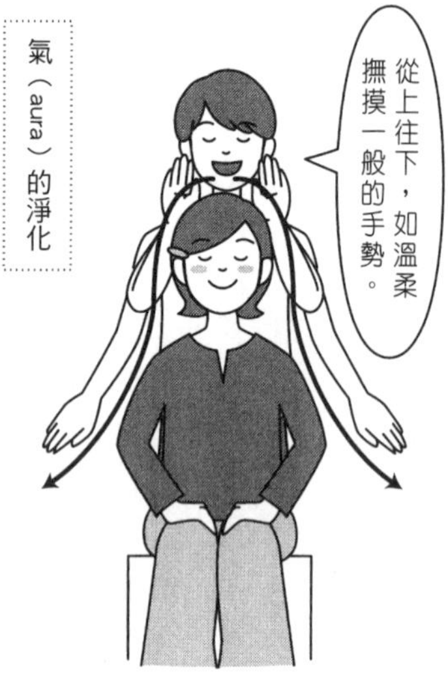
從上往下，如溫柔撫摸一般的手勢。
氣（aura）的淨化

●體內靈氣的淨化與活性化技法

在此介紹能淨化你體內做為生命能量而活動的靈氣，並令其更加活性化的技法。這是可以活用於我們日常生活之中的現代靈氣技法，兼有「淨化自我技法」與「提昇自我成長技法」的兩種特性。

實踐靈氣療法與各種技法之後，能提高與靈氣的共鳴，很快的就能達到「不須刻意意識，也能自動於靈氣產生共鳴」。這麼一來，日常生活中的一切都能與靈氣共鳴，實現真正健康與安穩的境界。將所有技法都體驗一遍之後，請選擇對自己特別有效的即可。相信自己的感覺，將技法朝「能讓自己更舒服，更輕鬆，更有效果」的方向做些改變也無所謂。

本書中出現「感覺」「想像」「覺得」等表現時，並非指「明確的感覺」「歷歷在目的想像」「強烈覺得」，而是「有那種感覺」程度的理解就可以了。如此一來，人們將可以從「思考」的世界切換到「感覺」的世界。

〈乾浴法〉

自古以來，在進行神聖儀式之前，都會用清淨的水淨化身心，也稱為齋戒沐浴。而乾浴法則是以靈氣來清淨體內能量的技法。提高體內靈氣的「發靈法」，其技法的第一步驟就是乾浴法。

另外，乾浴法也是應用在進入冥想之前，或神社寺廟、掃墓參拜時「清淨身心」的技法。

①坐姿或站姿皆可，首先雙手合掌靜下心。最初先進行身體淨化。右手放在左肩上，朝右腰部斜斜劃下。接著左手放在右肩上朝左腰劃下。最後右手從左肩再向右腰劃下。

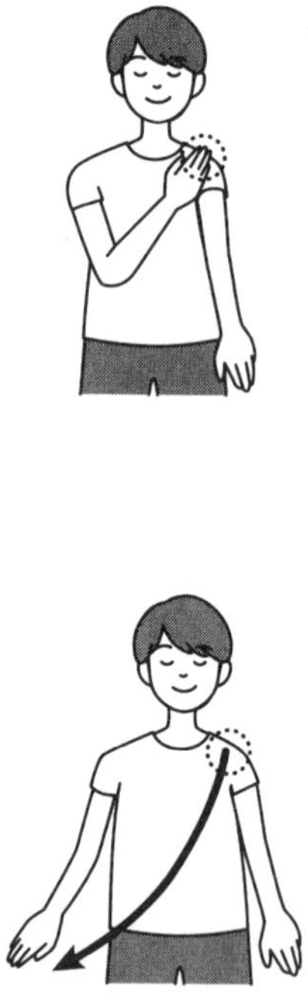

（用右手）從左肩↓右腰 ←（用左手）從右肩↓左腰 ←（用右手）從左肩↓右腰

②接著是雙臂的淨化。右手放在左肩上，朝左手手腕與指尖快速撫下。接著左手從右肩朝指尖，最後再一次右手從左肩朝指尖撫下。

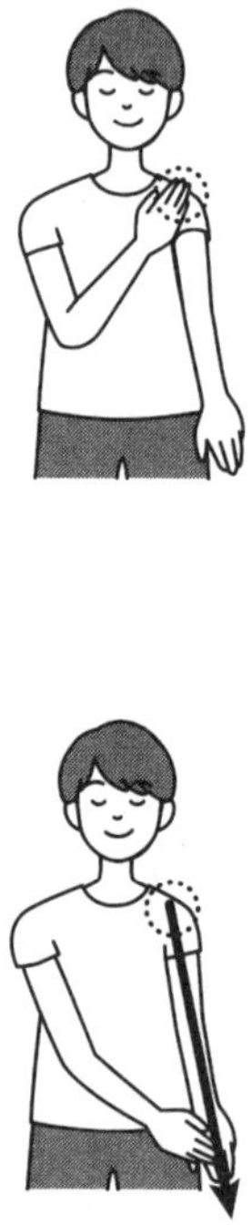

（用右手）從左肩↓左指尖 ←（用左手）從右肩↓右指尖 ←（用右手）從左肩↓左指尖

〈自我淨化療癒〉

這個療癒法能淨化自我，提高療癒效果。如果體內能量停滯也能因此再次流動，如果有所不足則能快速補充，調整全體能量與身體的平衡。

這是能讓人感到非常舒服，效果相當高的技法，所以只要有時間與場地，請盡量實行。

①基本上以站姿進行。雙腳打開肩寬，想像一條「貫穿天地的直線」，而頭頂的百會穴、脊椎骨、尾椎骨在這條線上連成一線。閉上或半閉雙眼。

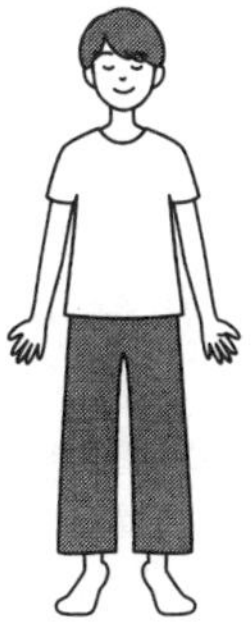

②兩手向上舉，感受靈氣的波動滔滔不絕地在全身流動。

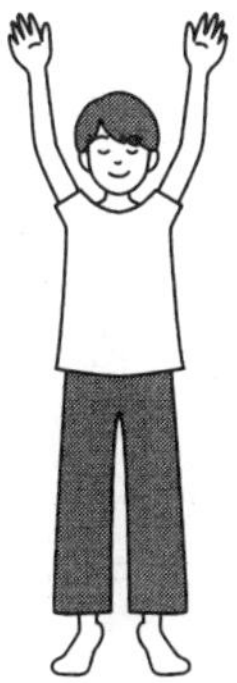

③一邊感受光的振動，一邊慢慢放下雙手，雙臂向左右張開，兩手掌心朝下在胸前相抵。

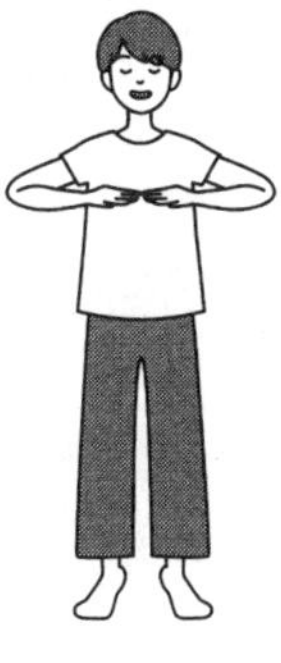

④一邊「哈」地吐氣進行波動呼吸（從肚子吸氣的感覺。從開始到結束吸吐的強度都要維持一樣），一邊雙手向下壓，讓體內的能量向下流動。隨著手的動作，感覺體內的能量下降，從腳底流出去。

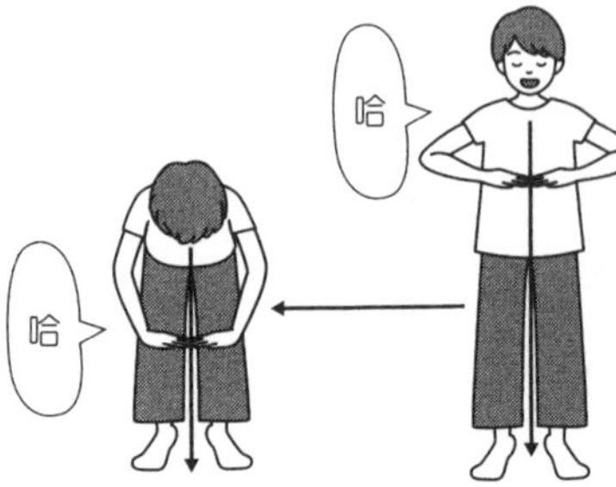

⑤全部吐出之後，配合吸氣，兩手維持掌心朝下向上舉，將地面的能量朝天上引導。

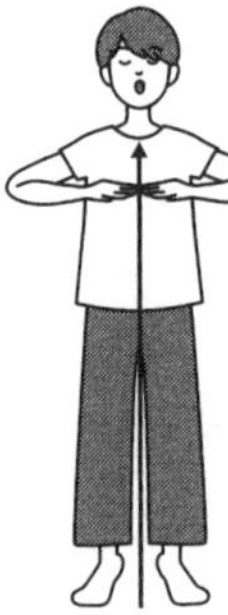

⑥手舉到頭上後朝天際釋放從地面引導上來的能量，同時接受天上的能量，反手將手心朝向自己的頭部。

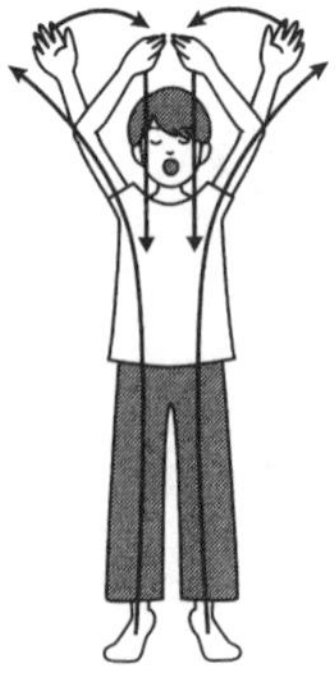

⑦配合「哈」的波動呼吸，從頭部往臉部，胸部、腹部、用手引導能量向下，從腳底流向地下。（手心朝自己）

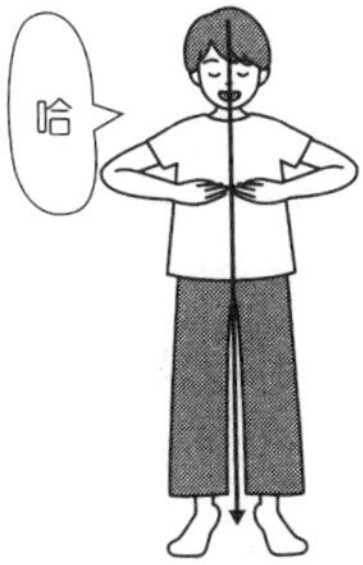

⑧全部吐出之後，再次一邊吸氣，一邊將地面的能量朝天際引導並釋放，接著再次接受天上的能量，與波動呼吸一起讓能量通過體內朝地面流去。從⑤到⑦的步驟依照自己的節奏，持續一陣子。

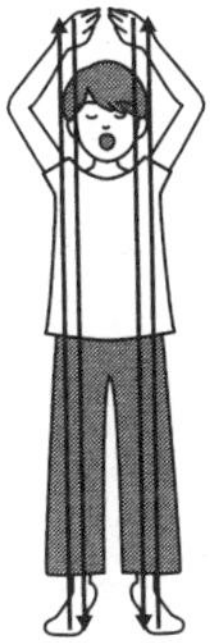

⑨最後，隨著吐氣讓能量從腳底流出後便結束。

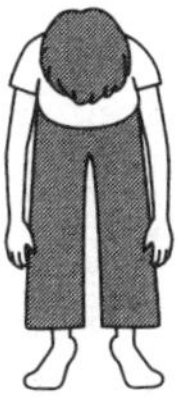

〈肩胛骨的平衡訓練〉

這個訓練，是能提高全身能量循環的自我療癒。肩胛骨附近是能量的流向容易停滯的場所，所以這個訓練能促進能量的流通，同時也是對消除肩膀僵硬很有效的技法。

①雙腳打開至肩寬站立，閉上眼睛或半閉雙眼。與自我淨化療癒時相同，想像「貫穿天地的直線」，而頭頂的百會穴、脊椎骨、尾椎骨在這條線上連成一線。雙手上舉，與靈氣相接。

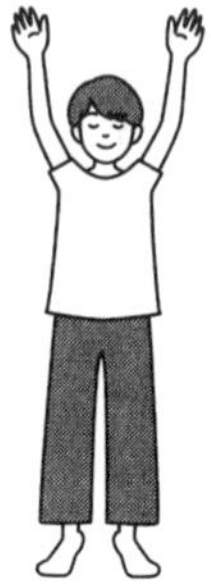

②雙手慢慢放到胸前合掌，放鬆全身力氣。

③維持合掌姿勢將左右兩手肘併攏，肩膀也向內側挪動，盡可能打開肩胛骨。合掌的雙手自然上移，維持這個姿勢數到10。

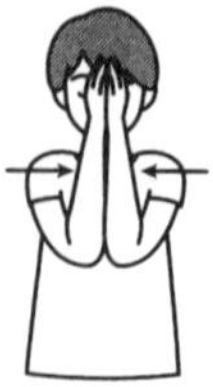

④合掌的雙手朝頭上延伸，想像朝著天空以太陽為中心伸出去，數到10。

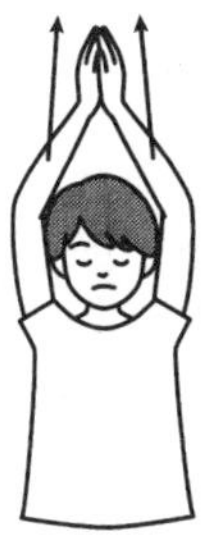

⑤雙手朝左右打開放在水平位置，手心朝前方，維持這個姿勢數到10。

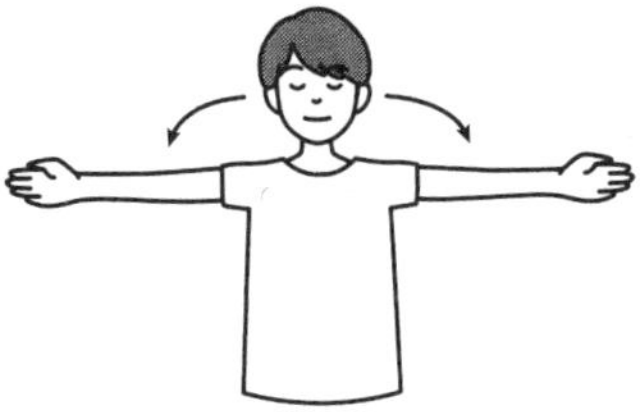

⑥兩手肘彎曲成直角打開，稍微用力縮起肩胛骨，維持這個姿勢數到10。

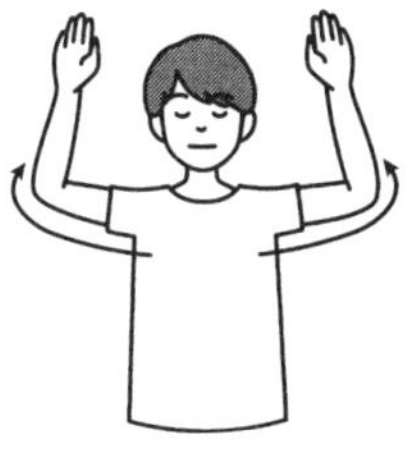

⑦將手伸到下腹部前方合掌，想像朝地球中心伸出去，數到10。

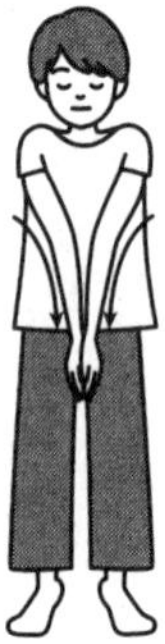

⑧維持合掌姿勢將雙手慢慢移到胸前，放鬆全身力量。

⑨重複一次③～⑦的步驟。

〈太陽能量訓練〉

這個訓練除了是很有效果的自我療癒外，同時也是能提高與療癒波動之間共鳴的技法。藉由肩胛骨的平衡訓練提高體內能量流動之後，接下來進行此太陽能量訓練，能讓體內能量維持在最佳狀態。

①雙腳打開至肩寬站立，閉上眼睛或半閉雙眼。

②雙手上舉，與靈氣相接（請想著已經相接了）。想像能量從雙腳朝地下延伸，與地球中心相接。接著，想像太陽的能量。

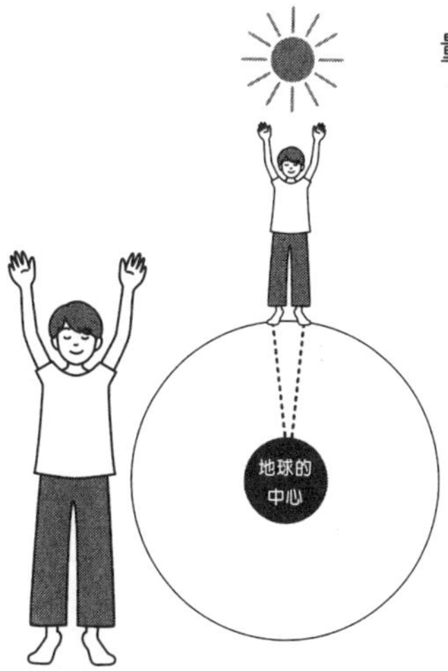

③雙手相對舉在頭上，想像太陽能量進入雙手之間，數到10。

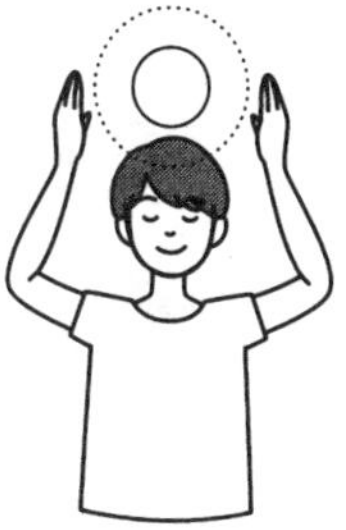

④確認太陽能量收容在雙手之間後，挾著太陽能量的雙手直接往下移到臉的左右兩側。如此一來雙手之間的太陽能量便與整個臉部重疊，開始進行強力的療癒。維持此狀態數到10。

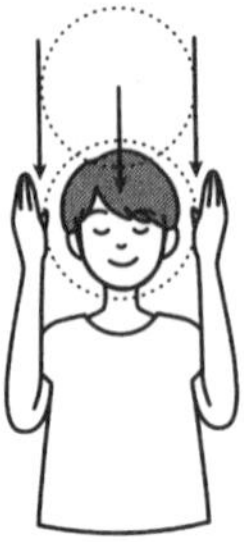

⑤接著，將挾著太陽能量的雙手移到脖子左右兩側，數到10。

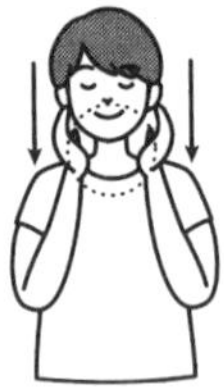

⑥接著，將挾著太陽能量的雙手朝身體前方移動，收進心臟處，數到10。

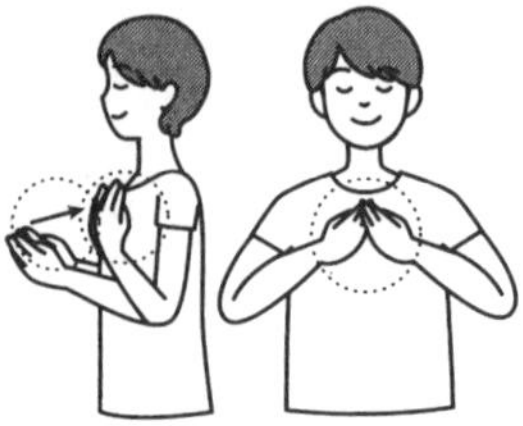

⑦下一個步驟，是將太陽能量從心臟下移至上腹部，數到10。

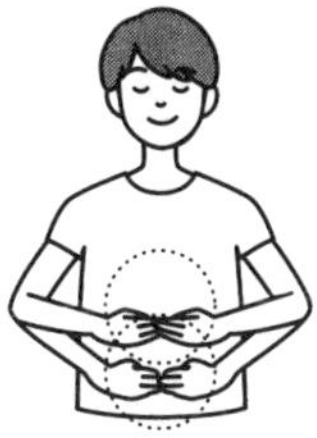

⑧最後，將太陽能量下移至丹田，確實收納進去。接著左右手分別前後放在丹田與薦骨部位，數到20。

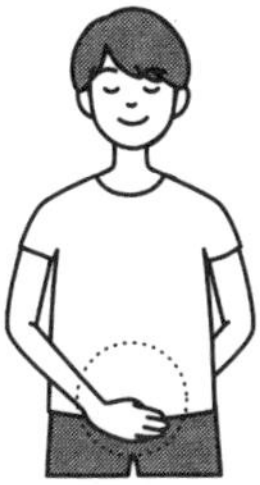

⑨手離開之後肩膀力量放鬆，感覺自己從丹田之中將療癒的能量朝四面八方無限釋放。充分品味這種感覺之後，才慢慢張開眼睛。

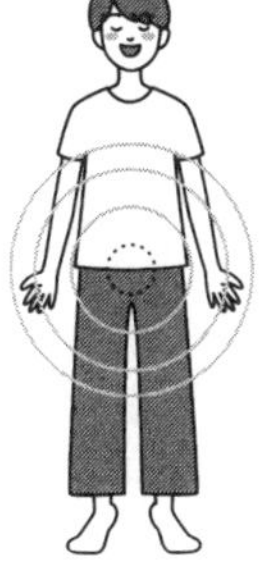

〈脈輪活性呼吸法〉

這是將靈氣隨著呼吸導入體內，淨化身心之後，調整脈輪（生命能量的出入口）的平衡，活化能量體的技法。就寢時當作輔助睡眠的技法也很有效。

關於脈輪的位置，有各種說法。本書以100頁的圖表為準，來進行呼吸法。

脈輪的位置在身體中心排成一直列。

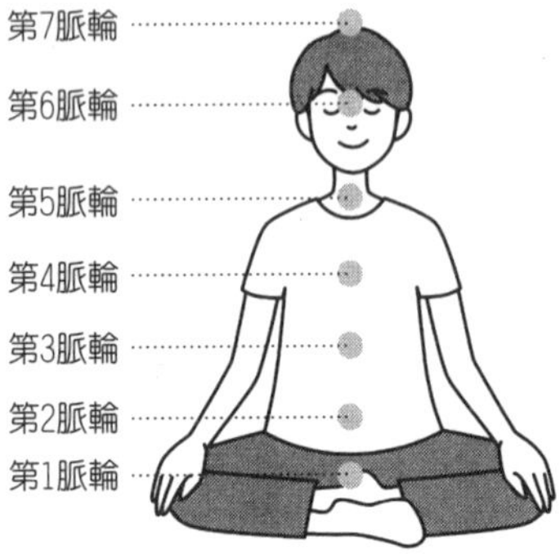
第7脈輪
第6脈輪
第5脈輪
第4脈輪
第3脈輪
第2脈輪
第1脈輪

脈輪	位置	表示	象徵
第一脈輪	尾椎骨	生存競爭	根源
第二脈輪	丹田	品味	中心
第三脈輪	上腹部	能量	感動
第四脈輪	心臟部	心	愛
第五脈輪	喉部	溝通	純粹性
第六脈輪	眉間	視野	超感覺
第七脈輪	頭頂	精神	領悟

①可採取自由姿勢，只要是可以舒緩輕鬆的姿勢即可，閉上眼睛雙手合掌靜下心。兩手上舉，感受靈氣的高波動滔滔不絕地流過全身。

②一邊感受波動一邊放下手，進行數次腹式呼吸，放鬆身心。

③隨著吸氣，將能量從頭頂注入，感受靈氣的光，並想像滿溢的光遍行抵達全身所有細胞。接著隨著吐氣，將體內緊張與消極的念頭，全部排出體外。重複以上呼吸數次。

④一邊想像七個脈輪位置，一邊按照順序進行緩慢的「脈輪活性呼吸法」。

首先，從第一脈輪「尾椎骨脈輪」將靈氣能量吸入體內，充滿第四脈輪「心臟部脈輪」，接著藉由吐氣從第四脈輪中心將靈氣傳送到身體各處。

接著從身體的前後左右吸入靈氣後集中到第四脈輪的中心，以吐氣將靈氣由第七脈輪「頭頂脈輪」送出。

再從第七脈輪吸進，從第四脈輪送出至身體周圍。接著再從第四脈輪吸進，隨著吐氣從第一脈輪送出。

⑤以自己的節奏，進行④的呼吸法，次數可隨自己喜好調整。

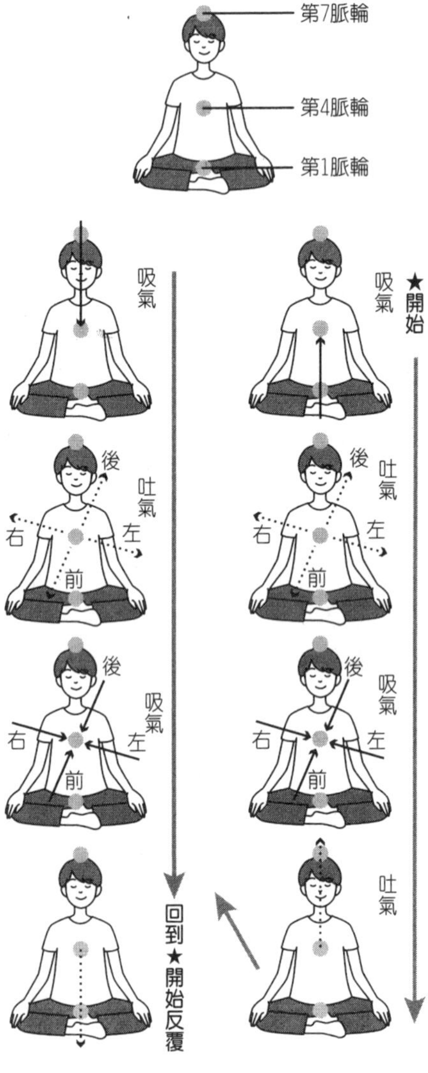

一般來說，從第一或第七脈輪將氣息全部呼出後即告結束，不過若是途中感到睏意便直接進入睡眠也無妨。

〈運轉靈氣〉

運轉靈氣，是傳統靈氣的技法之一，不過在西洋靈氣中也被稱為「靈氣圈

（Reiki circle）」而實行著。人無法一個人獨自生存，總在各種人際關係中學習向上，而藉由與各種人交換體內的能量，將可以提昇能量。

①聚集幾個人圍成圓圈，每個人的左手掌心朝上，右手掌心朝下互相交疊（可以輕輕觸碰彼此，或保持距離都無妨），也有互相握住彼此的方式。如此一來，靈氣能量就會從手傳遞到他人的手中，朝逆時針方向流通，將所有人的負能量釋放出去。過一會兒之後左右手交換，能量的流通方向也轉變為順時針，補充所有的正能量。

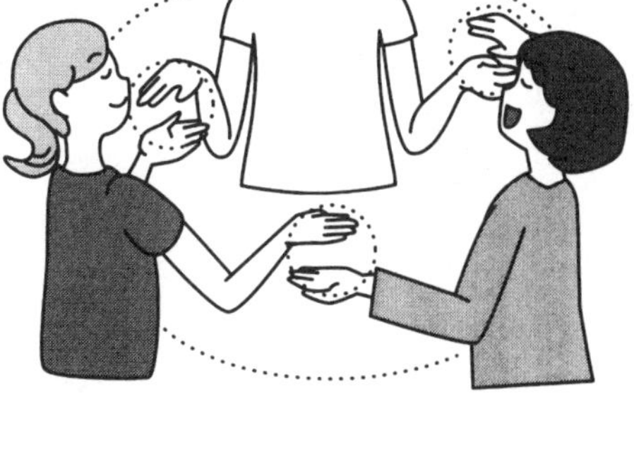

②原本不易感受到能量的人，只要加入這種靈氣圈中，不少人也會因此變得容易感受到。就算感受不到，自身靈氣的流通也會變好。同樣的方

式，只有兩個人時面對面也可以進行。

③也可以用手掌輕輕握著隔壁人的中指，用拇指尖輕觸著，讓靈氣運轉，或是單手放在隔壁人的肩上傳送能量，或側身用兩手放在隔壁人的背上讓靈氣運轉等等，有各種做法。

不管用什麼方式，靈氣運轉都能讓參加的所有人獲得能量淨化，提高靈氣的流通，為治療帶來更大的效果。

●提高自我療癒力的技法

人類與動物生來便具有對於傷口或疾病的自我療癒機能，這稱為自我療癒力或自然療癒力。我們也將自我療癒力總稱為自我再生機能（自療能力）或自我防衛機能（免疫力）來使用。

為了讓自我療癒力機能正常運轉，整頓這維持身體健康與心靈安定的三條線（免疫、荷爾蒙、自律神經）是很重要的。而破壞這三條線平衡的，除了壓力之外沒有其他原因。

在此介紹能減輕壓力、喚起療癒能力，同時提高免疫力的靈氣技法。

〈兩手置於頭部前後的健康宣言〉

人類被認為能在自己的意識選擇之下想成為自己所選擇的樣子。對靈氣抱持關心的人當然選擇的就是「沒有疾病，健康的身心」。其實這可看做是一種健康宣言，自己對自己的潛意識傳達這樣的宣言，就能讓靈氣療法獲得更高的效果。

這種方式在講解「自我療癒」（82頁）時也曾提及，以下介紹的「以手置於胸腺、腋下、肚臍附近」療法以及「AIUEO式免疫活性法」等，都可在健康宣言之後接著來做，會非常有效果。

〈以手置於胸腺、腋下、肚臍附近〉

首先說明「胸腺」，這是胸骨後方心臟上方的H形器官，是對免疫系統來說非常重要的器官。

①可採取自由姿勢，輕閉雙眼，靜下心。

②雙手上舉，與靈氣相接，慢慢移動雙手至胸前合掌，仔細摩擦。

③兩肘朝左右拉開，雙手掌心朝自己放在胸腺上。位置位於喉嚨與乳頭的中間點。

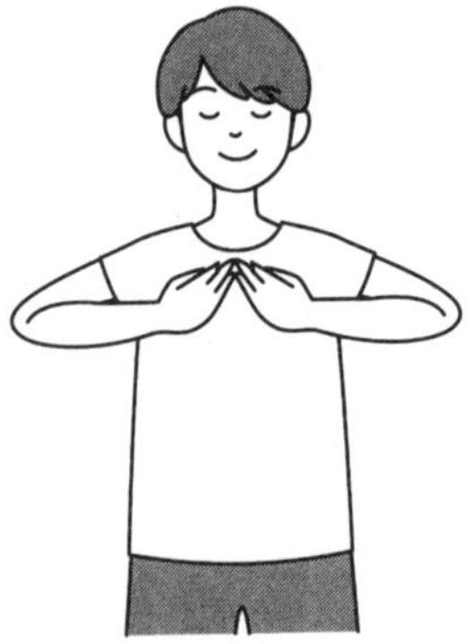

接著是「腋下」，這裡是淋巴結匯集的場所。從心臟送出的血液成份，一部分會滲到血管之外，經由淋巴管匯集之後送回靜脈。在腋下（腋窩）部份，許多淋巴管為了遏止細菌與有害物質而合流匯集於此，擔負著很重要的任務。此外像是鼠蹊部、頸部也都是淋巴結匯集之處，在這些部位做手觸療法都會功效顯著。

①可採取自由姿勢，輕閉雙眼，靜下心。

②雙手上舉，與靈氣相接，慢慢移動雙手至胸前合掌，仔細摩擦。

③右手放到左腋下，左手放到右腋下，雙手交叉抱胸，放鬆力氣。

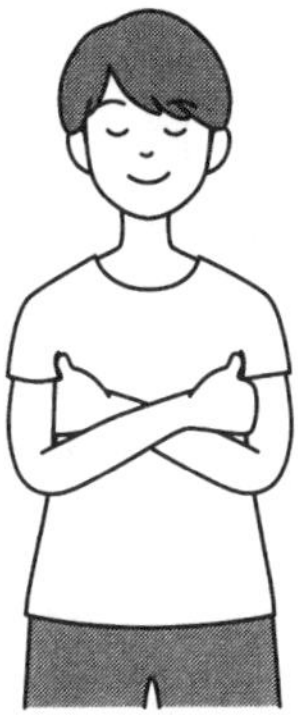

接著是「肚臍附近」，這裡有較粗的靜脈與淋巴管通過，肚臍在東洋醫學之中稱為神闕（神之宿），自古以來就是一個對腸胃疾病具有特效的穴道。這裡是支配所有內臟器官的自律神經密集交錯的地帶，也是調整交感神經與副交感神經的場所。傳統靈氣認為「肚臍是人的原點」，經常教人將手按在肚臍附近傳送靈氣。可以「將手放在肚臍上」，「以手夾住肚臍上下左右」，「一手按在肚臍上方，另一手放在下左右任一方」等等方式，即使短時間也沒關係，將手按在肚臍上試試看吧。

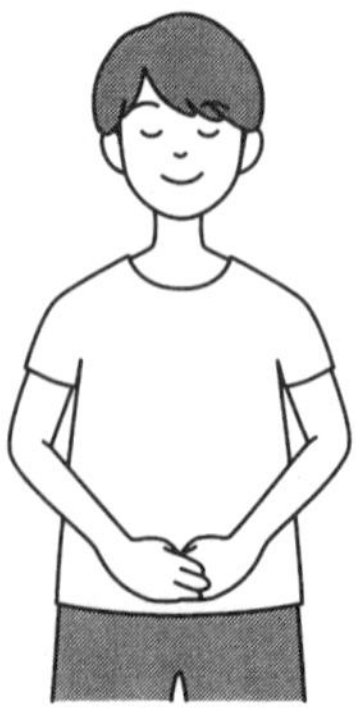

〈AIUEO式免疫活性法〉

笑能夠提高免疫力，這已經是眾所皆知的事實了。覺得有趣時笑是理所當然，但不覺得有趣時也做出笑臉，光是這樣亦能提高免疫力。此外，藉由鍛鍊臉部肌肉，不僅可以防止老化，還可以提高免疫力，所以也有人發明了口部體操。這裡介紹的技法，就是在AIUEO口部體操上加上脈輪活性效果，提昇免疫力的活性化（脈輪位置請參照100頁）。

①基本上可採取自由姿勢，不過以下用坐姿來解說。首先雙手合掌，靜下心。眼睛的開閉可自行決定。
②雙手上舉與靈氣相接，慢慢移動雙手到膝蓋部位。
③首先將嘴縱向拉長張大，發出長長的「啊（A）」。
④接著將嘴橫向拉長張大，發出長長的「伊（I）」
⑤再將嘴巴作成圓圈狀，向前突出發出長長的「嗚（U）」
⑥接著將嘴巴輕輕打開，舌頭向前發出長長的「ㄟ（E）」

⑦輕輕打開嘴巴發出長長的「歐（O）」，同時振動第七脈輪。

⑧重複③到⑦步驟，在第⑦步驟時發出長長的「歐（O）」同時振動第六脈輪。

以下同樣，重複③到⑦步驟，在第⑦步驟時發出長長的「歐（O）」同時陸續振動第五脈輪、第四脈輪、第三脈輪、第二脈輪、第一脈輪。

⑨結束後，閉上眼睛，從內心感受所有脈輪的鳴響，靜下心。

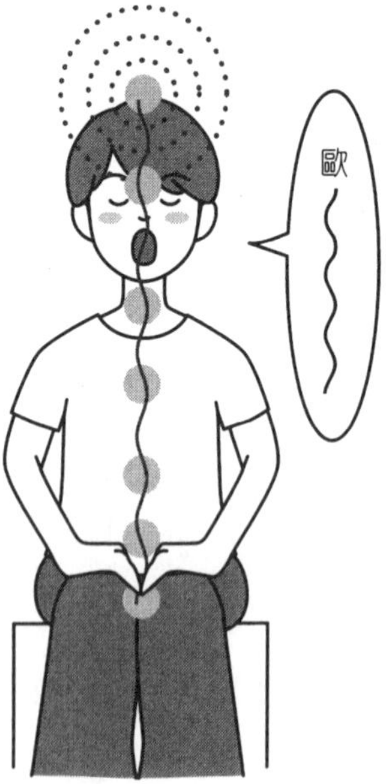

●感受安適，提高意識的技法

在介紹乾浴法時，曾說明發靈法這個提高體內靈氣的傳統技法，而在發靈法之中，又以「淨心呼吸法」（淨化心靈的呼吸法）與「精神統一法」（調整心靈的冥想法）為兩大中心技法。

淨心呼吸法又被稱為「光之呼吸法」，而精神統一法又被稱為「合掌呼吸法」，都是日常生活中可簡單活用，又能實際感受到效果的技法。

〈光之呼吸法〉

這是能幫助拋棄日常生活或工作以及人際關係發生的緊張，不協調等感情，並解除壓力、淨化身心的技法。為了某事而令精神處於不安定狀態時，或感覺到憤怒、悲傷、恐懼等負面情感時，這套技法能馬上讓靈氣之光充滿身心。那些負面情感能因體內充滿靈氣的白光而被消滅。

①可採取自由姿勢，只要是可以舒緩輕鬆的姿勢即可，閉上或半閉雙眼。

②雙手合掌，靜下心。雙手掌心朝上，感受靈氣的高波動滔滔不絕地流入全身。

③一邊感受光的振動，一邊將雙手緩緩下移，掌心朝上想像自己握住一顆蛋般輕輕將握起的雙手放在膝蓋上。（若採取站姿則將雙手朝身體兩側放下）。將心情集中在丹田，放輕鬆。

④隨著吸氣，想像「靈氣能量的白光，從頭頂注入丹田，並在體內擴散」，感覺全身細胞一一被白光包圍，受到療癒。

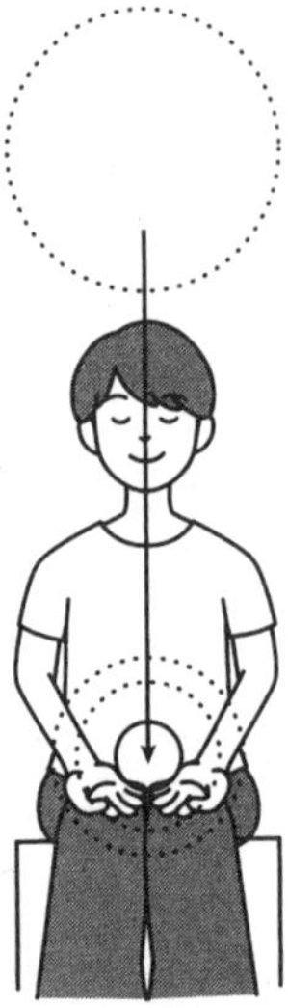

⑤隨著吐氣，想像「體內充滿了白光，通過全身皮膚，變成氣（aura）無限釋放」。如果感覺到身體有哪裡緊繃，就放鬆，讓身體漸漸舒緩。

⑥從頭頂吸入靈氣，從全身將靈氣放射出去。重複這樣的呼吸。

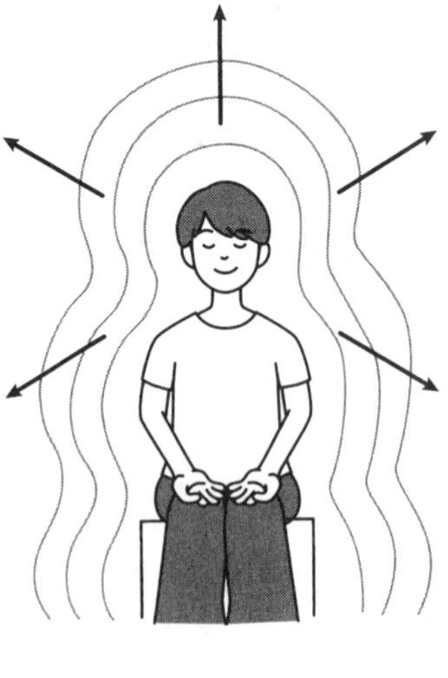

憤怒或恐懼時，內心是昏暗的，這時人與靈氣的共鳴也稀薄，所以仰賴光之呼吸法取回共鳴，是很重要的。

習慣之後，就算張開眼睛，或是一邊散步，甚至站在電車中抓著吊環時，也都能進行這套技法。周圍有人時，就以當下的姿勢反覆進行光之呼吸法即可。每天只要撥出一點時間實行，不需要有負擔，就能漸漸淨化身心。

〈合掌呼吸法〉

這套技法（請參114頁）能減少被瑣事佔據心情，或感情無意識對瑣事起反應的情形，持續安定性高的意識。此外還能提高直觀力與包容力，開發手部感覺。

①站姿或坐姿都可以，選擇讓自己舒緩放鬆的姿勢即可。閉上或半閉雙眼，維持緩慢順暢的呼吸。

②首先雙手合掌，靜下心。雙手上舉，感受靈氣的高波動滔滔不絕地流入全身。

③一邊感受光的振動，一邊將兩手緩緩下移，放在胸前（比心臟稍上方處）合掌，輕輕讓意識集中在丹田，靜下心。

④隨著吸氣，想像「靈氣從合掌雙手的指尖流入，充滿丹田之中」，然後隨著吐氣想像「充滿於丹田之中的靈氣，從雙手指尖強力放射出去」。

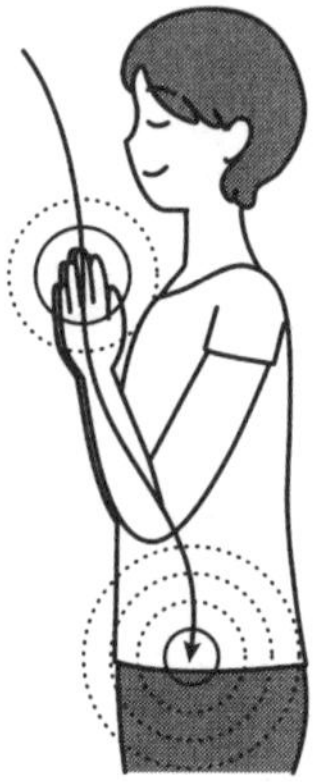

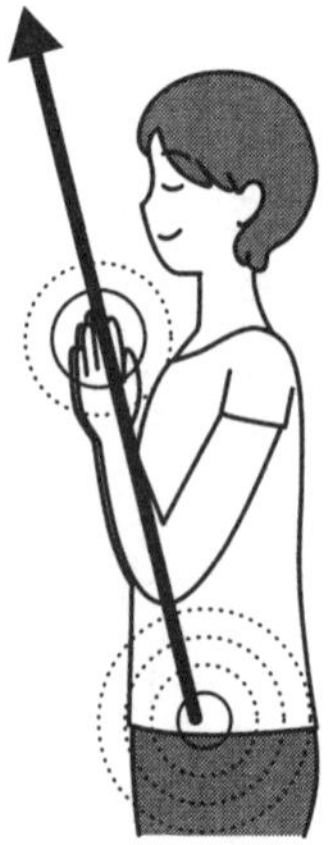

⑤重複幾次以上呼吸，合掌之後結束。

第2章

REIKI

想要更熟知靈氣

—各種靈氣的歷史與知識—

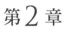

●靈氣的起源

靈氣這種能量發生於何時，又是如何發生，沒有人知道。但是，宇宙空間之中存在著不可思議的能量，這件事古往今來世界各地都有許多人體驗過。

這種能量，有些國家稱作普拉那（Purana），也有另外的國家稱作瑪那（Mana）、普涅烏瑪（Pneuma）、巴拉卡（Baraka）等等，各種不同的國家和部族各有不同的稱呼，在中國也稱為氣，而在日本則稱為靈氣活用於各方面。除了以上列出的名稱外，應該還可找出許多不同的稱呼方式。

這種能量以一種宇宙生命能量的形式充滿於宇宙之間，一般認為只要將完整狀態的這種能量攝入體內，就能提高自己內在生命力。自古以來，提高每個人內在的生命力，被認為是一切療癒法的基本。

傳說中釋迦與基督都曾以徒手為人進行療癒，古希臘的祭祀文中也有過「合掌手觸萬病癒」（先合掌，再以手按上患部，即可治療一切病痛）的記載。

中世紀歐洲（英國、法國等地），代代都有國王以手置於國民身上療癒重病（例如頸部淋巴結的結核等）之紀錄，這被稱為「Royal touch（皇室的觸摸）」，也出現在莎士比亞的作品之中。這種能力，在當時被認為是繼承王位的資格之一。

此外，與近代文明沒有接點，繼承古來傳統的原住民中，也有這種活用能量的事實被發掘出來。

像這樣，雖然名稱各自不同，對能量的理解也各有差異，但這種充滿於宇宙之間的能量，確實在各地區都受到認知與活用。現在被稱為「靈氣（臼井靈氣）」，開始普及於世界上的，雖是於一九二二年臼井甕男老師創始的療癒技法，但其實這種能量於史前就已存在，日本古代也已有靈氣此一名詞，可見早已活用。關於這一點，在我為靈氣相關人士統整的小冊子「靈氣的精華」之中，就以「何謂靈氣」的標題，在序章介紹過了。（參照16頁）

●明治到昭和初期的靈術風潮

明治時代，因明治維新而使得日本政治體制改變，過去的價值觀也在此一時期產生相當大的變革。為了抵抗歐美列強在軍事、經濟方面施加的壓力，日本政府企圖構築一個以天皇為中心的中央集權國家，以富國強兵為主要政策，大膽吸收來自海外的優良制度與技術，為的便是增強國力。對國民也廢除江戶時代的身份制度，倡行四民平等，給予人民往來日本國內各地的自由，以及選擇職業的自由，進行了許多改革。之後，國內外皆多所變遷，日本也加入了於一九〇二年設立的國聯，成為常任理事國，明治維新之後的短短五十年內，快速成長，終於與世界列強並駕齊驅。

大正時代，在大正民主制度之下獲得安定期，但另一方面卻也面臨象徵近代日本的明治天皇駕崩，即位的大正天皇又體弱多病，是一個有著許多潛在不安要素的時代。都會中充滿享樂文化，其背後形成了貧民窟，關於騷亂與勞動的爭議經常引發衝突，政治也顯得混亂。

以這樣的大正時代為中心，從明治末期橫跨到昭和十數年（第二次世界大戰前）為止，出現了為數眾多被稱為「靈術家」的治療家，大大活躍於日本國內，掀起一陣風潮。

這些療法，乃是融合了日本古來傳統神道、修驗道、仙道、咒術、占卜術等，再加上西洋傳來的心靈思想（spiritualism，唯心論）或心理療法等，所創造出的獨特治療法。這些民間療法（替代療法）被概括稱為「靈術」。靈術包含催眠術、整體（推拿）術、呼吸法、靜坐法、念力、氣合術、能量療法等五花八門，但其中心莫過於手觸或以摩擦進行的掌心療法了。

有名的靈術家就有數十人，在此舉出幾位，例如精神靈動法的桑原俊郎、江間式心身鍛鍊法的江間俊一、人體放射能療法的松本道別、高等催眠學的古屋鐵石、岡田式靜坐法的岡田虎二郎、肥田式強健術的肥田春充、靈感透熱療法的石拔靈覺、太靈道的田中守平、生氣療法的石井常造、整體療法的野口晴哉、洗心流靈氣療法的松原皎月、心源術的西村大觀、生道靈掌術的大山靈泉、森式觸手療法的森美文、氣合術的濱口熊嶽……等等。

想一一列舉必定列舉不完，不過光看以上的靈術名稱就可以大概知道，靈術在當時真的風靡人心。

在這樣的靈術風潮之中，一九二二年四月時，即將年滿五十八歲的臼井甕男老師創立了「心身改善臼井靈氣療法」，並為了向世間擴展這個療法，於東京的原宿設立了本部。

雖然當時已經有許多靈術家使用著靈氣、靈氣療法這樣的名詞，在活用宇宙靈氣這一點上，臼井靈氣療法並不算是特別嶄新，但由於不只運用於疾病的療癒，更提倡以活用靈氣，「以手觸療法入門，達到安心立命、內心平安的境地」，這樣臼井靈氣療法受到海軍相關人士的注意，有不少海軍士官也因此入會。

●臼井靈氣療法（傳統靈氣）之發祥

臼井靈氣療法是如何誕生的，其創始者臼井甕男老師是個什麼樣的人，關於這兩點，我在「靈氣的精華」一書中的「臼井靈氣療法之發祥」中做過如下解說：

《目前普及全世界的靈氣法，也可稱為臼井靈氣療法，是由出生於西元一八六五年的臼井甕男所創立的。他年輕時便離開了故鄉岐阜縣，在體驗過各種職業之後，開始深深思考「人生的目的為何」。經過漫長的探究之後，終於獲得「人生的目的就是達到安心立命」這樣的結論。

他發現了「人類並非靠著自己的力量生存，而是接受來自宇宙的使命才獲得生命的」這個事實，並且得出「既然創生出人類的是宇宙，宇宙一定不希望人類陷入不幸或病痛。所以生而為人，只要信任宇宙，無論人生中發生什麼事都不受動搖，始終保持著安穩的心情，徹底完成自己身上的責任即可。」的結論。

如此理解之後的臼井老師，為求達到安心立命的境界，前往京都寺廟，花費三年的時光在那裡進行坐禪等活動。然而，在那裡他仍未獲得理想中的安心境界，於是他抱定必死的決心，前往鞍馬山進行斷食。此舉讓他體內的波動與宇宙的波動產生共鳴，自己與宇宙融為一體，終於達到他所追求的境界。

臼井老師直接感受到那種與宇宙共鳴的高波動就是靈氣。而他也領悟到「靈氣是宇宙所引領的波動，與靈氣共鳴的生存方式，才是通往幸福與健康之道」。回家途中，他接二連三地體驗了各種療癒經驗，發現宇宙其實給了人們療癒的力量。

這種療癒，和他在鞍馬山獲得的體驗相同，都是藉由與靈氣的共鳴而達到效果的。於是臼井老師決定「這是一個啟示，要我將自身的經驗與更多人分享，並以人人都能辦到的手觸療法作為入口，傳達安心立命的人生終極目的。」

他將這種療法命名為臼井靈氣療法，心想「將這份力量傳達給更多人」，於是在一九二二年四月，於東京創設了臼井靈氣療法學會，教授許多人靈氣療

法。臼井靈氣療法學會至今依然存在，並被稱為傳統靈氣。》

●創始者・臼井甕男的境界

臼井甕男老師，生於一八六五年八月十五日，岐阜縣山縣郡谷合村（現在的山縣市谷合），父親名為宇左衛門，母親名為阿貞。一家六口，除了父母之外家中尚有一姊（阿秀）與二弟（粲哉、邦茲）。父親經營小型的日用雜貨店與木材販售的生意養活一家人。甕男的祖父雖是桂泉地方的釀酒家，但身為長男的宇左衛門沒有繼承家業，而是由弟弟丈右衛門繼承了，因此左衛門家的經濟狀況稱不上好。臼井老師在這樣的環境中，自幼勉學向上，實力在周遭友人之中也是出類拔萃。本來在居家附近的私塾上學的他，為了追求向上的機會而離開故鄉。

經濟雖然困難，臼井老師仍然想盡辦法前往歐美或中國等地，學習歷史、醫學、宗教、心理學、神仙術、易學、面相學等知識，也歷經過官員、公司職員、實業家、報社記者、政治家秘書、宗教佈道者、監獄教誨師等各種各樣的職業與經歷，而這些都成為他創設臼井靈氣療法學會的基礎。深知人生各種面向的他，會思考起「人生的目的為何」，也是非常自然的。

並沒有花費太多時間，臼井老師就找到「人生的目的，就是要安心立命」這個結論，由此亦可感受到他於其中耗費多少苦心。

我們所居住的世界，永遠不知道下一秒會發生什麼事。所以，我們共通的願望，也就是能夠經常維持在安心的狀態。而出生於逆境之中的臼井老師，或許對這方面更有深刻的體悟吧。

臼井老師為了獲得安心立命的境地（也可稱為大安心境地），首先選擇了禪道，但與他的期待不符，這是一條困難的道路。「人乃是由宇宙創生而出，所以宇宙一定不會希望人陷入不幸與疾病。只要信任宇宙，保持安穩的心就可以了」。雖然腦袋很明白這個道理，但只要稍有不順心情難免就會動搖，甚至陷入憤怒與不安的情緒之中。

花費了三年時間於坐禪修行，卻沒有得到成果，當臼井老師向他師法的禪僧尋求建議時，對方告訴他「先置之於死地而後生」，這給了他一個契機，於是決定「如果無法獲得安心立命的人生目的，這樣活下去也沒有意義。就此了結自己的人生吧」，於一九二二年早春，來到京都郊外的鞍馬山開始斷食。

斷食進入第三週的深夜，他感到腦袋受到如雷劈般的衝擊力，接著便失去了意識。醒來時，東方天已微白，而一種前所未有，既透明又清爽的感覺正充滿於他的意識之中，這時，體內的靈氣與充滿於鞍馬山中的宇宙靈氣產生共鳴，於是他終於達到「我就是宇宙，宇宙就是我」，人與宇宙合而為一，也是他一直以來所追求的安心立命的境界。

「現在，體內靈氣與宇宙靈氣完全共鳴，讓我處於深刻感受安心立命的至福之中。這就是我所追尋的安心立命境界，也是健康與幸福之道」，臼井老師當下有了這樣的發現，在那之後，他便能隨時保持著靈氣的共鳴，一直維持著安定的心情。

回家途中，臼井老師因踢到樹根而傷了腳趾甲，他不加思索地伸出手按在受傷部位，疼痛就這樣消失了。之後接二連三的以同樣的手觸療法為茶店的小姑娘治好腫脹的牙疼、只是將手放在病床上的妻子肩上，妻子便痊癒了⋯⋯。這些不可思議的體驗讓他發現自己被宇宙賦予的療癒能力，實際感受到，安心立命的境界靠的是體內外的靈氣達成共鳴，與此相同，療癒能力也一樣靠著內外靈氣的共鳴激發產生。

●臼井靈氣療法學會的設立

認識到自己的使命是「以手觸療法為入口，將安心立命之道傳授給更多人」的臼井老師，設立了教誨（五戒）與指導體系，命名為「心身改善臼井靈氣療法」，於一九二二年四月，在東京原宿成立臼井靈氣療法學會，開始公開傳授（以會員制指導靈氣療法）與公眾療癒（為希望接受療癒的人進行靈氣治療）。隨著許多對臼井靈氣療法抱持興趣的人的入門，希望接受療癒的人也從各地聚集前來，學會門外大排長龍。

一九二三年九月，日本發生了關東大地震，市區內到處都是負傷者與病患，這時臼井老師也率領門徒連日巡邏，為人施療，拯救了許多生命。以此為契機，更多人對靈氣療法有了初步的認識，入門者越來越多。

隨著會員的增加，一九二五年二月，學會本部移轉至東京的中野，並在各地成立分部，學會開始蓬勃發展。這時臼井老師已培育出二十一名師範，幫助營運各地分部，指導為數眾多的會員，臼井老師本人也常奔走於各地。

一九二六年春天，在師範例會上臼井老師指定牛田從三郎氏接任第二代會長，接著他自己便從東京出發，探訪吳、廣島、佐賀等地。不久之後，那一年的三月九日，投宿福山時過世，享年六十二歲。這時他的門徒已多達兩千餘人。

●日本國內靈氣的普及

臼井靈氣療法開始公開傳授之後，由於當時日本國內本就風行靈術（民間療法），所以很快的受到了世間的注目。其中最引人注意的一點，便是除了一般民間人士之外，許多海軍高官將領也都入門學習臼井療法。雖然不少人認為這是海軍下令的結果，但才剛開始發展的民間療法，很難想像會有國家機構的介入，我想眾多海軍將官的加入，或許是在多數眾多的民間療法之中，特別感受到了臼井療法重視精神性的魅力之故吧。

此外，長期生活在狹小船艙中的海軍，如果遭受病痛，在抵達下一個港口之前，也無法獲得妥善的治療，因此活用靈氣提高自己生命力的靈氣療法會讓他們產生興趣也可說是一件很自然的事。

接受臼井老師的指導，修習到最高階段並得到師範認定的海軍相關人士有當時的海軍中將（和波豐一），海軍少校（牛田從三郎，武富咸一，今泉哲太郎），海軍大佐（林忠次郎）等人，這幾位也都是日後大大推動臼井靈氣療法使其普及的人。

牛田從三郎（海軍少將）更成為臼井老師的繼任者，擔任第二代學會會長，他逝去三年後的一九二九年底，全國已經有六十多個地方分部，約七千多名會員了。

牛田擔任會長之後，初期的會員也有些獨立的動作，像是舊制甲府中學的校長江田俊博氏便設立了「手掌療治研究會」，會員達五十萬人以上，曾是大阪公務員的富田魅二氏則創始了「富田流手觸療法」，會員達二十萬人以上。此外，取得師範資格的林忠次郎（海軍大佐）也獨立創設「林靈氣研究會」，但他和前述兩人不同，他這次的獨立行動出發點是為了讓臼井靈氣療法更普及於世界，懷抱這遠大使命而展開的。其他還有不少從臼井靈氣療法中旁支而出的療法家，包含這些人在內，大約有百人以上的靈氣療法實踐者。

但是唯有本宗的臼井靈氣療法學會，始終遵守臼井老師「就算目的是為了要讓人理解靈氣的美好，也不可以宣傳靈氣的效果」之指示，未曾從事任何宣傳，只靠著口耳相傳擴大組織。以現代人的觀念來看，為了得到更多人的認識，將療法的效果靠宣傳或提供資料是必須的手法，但在精神潔癖的臼井老師價值觀之下，靠著宣傳效果吸引會員卻是卑劣的行為，而他這樣的觀念也一直被教導下來。

有名的劇作家松居松翁氏則在「Sunday每日」雜誌的一九二八年三月四日號中以「隻手治萬病」為題，投稿了下面這一篇文章：

《這種以單手治療萬病的療法，是以靈氣療法之名，或由特殊人士來進行。發現這種療法，或說創造這種療法的人，也就是療法的開山始祖者，叫做臼井甕男，已經於三年前辭世，現在主持療癒所的都是他的弟子，療癒所中也進行療法的傳授。然而，這種光靠單手就能療癒萬病的療法，卻至今仍非廣為世間所知。追究其原因，乃是因臼井氏特別討厭宣傳吹捧，所以投入他門下者也就避免為療法做宣傳了。但是，我無論如何都無法明白為何他會如此厭惡宣傳。（中略）如果這件事就是一個能帶給人類幸福的真理，宣傳這件事豈不該是應盡的義務嗎？因此關於這種療法，每當被人問起時，我都會親切的為其宣傳。如果雜誌或報紙希望我投稿，我也樂於披露。因此療法學會的人，似乎相當反對我。又或許他們認為我是個異端者吧。然而明知世上有這麼了不起的療法，卻不能讓一般人接觸了解，我認為實在沒有比這更遺憾的事了。無論是在道德層面或社會層面，都是一件很可惜的事。所以，為了更多人的幸福，我樂意勇於宣傳，特別是來自大每東日等大報的讀者，常有詢問此種療法的投書。如果我說「不，這種療法討厭宣傳，所以我什麼都不能告訴你」，豈不是更讓記者或讀者覺得可疑，搞不好還因此認定靈氣療法是詐欺不實的玩意。再說，若被人指摘「說什麼能療癒萬病，要是有什麼萬一，是不是無法負起責任啊」也難以反駁。所以我認為為了靈氣療法好，宣傳療法、公開真理才是必要的。這就是我之所以宣揚療法的意義所在。我的態度，與本療法的相關人士毫無關聯，純粹代表我個人的想法與立場。為了許多受病魔所擾的人，我不管怎麼看怎麼想，都無法緘口不提。而我自己在得知這種療法存在之後，老實說已經無法專注於劇本的寫作上，現在我的心情就是如此。我只想拼命宣傳這種療法，希望自己的理想能儘快實現，相信到時候日本一定能成為一個極樂社會。不，甚至全世界都能成為無病息災的樂園。嗚呼，真希望能多宣傳給更多人知道。

（以下略）》

附帶一提，臼井靈氣療法學會由第三代會長武富咸一（海軍少將），第四代會長渡邊義治（哲學家），第五代會長和波豐一（海軍中將），第六代會長小山君子（大學教授夫人），第七代會長近藤正毅（英文學者）一路繼承下來，現在只限定成員做為家庭療法來鑽研，禁止對一般大眾公開傳授。

●靈氣走出日本，遍及美國與海外各地

日本發祥的靈氣療法普及於海外的歷程，我在「靈氣的精華」一書中的「成為西洋式靈氣的過程」中有如下解說：

《相對於國內傳承的傳統靈氣，在海外則有西洋式靈氣這個系統產生。臼

井老師的門下生約有兩千人，其中師範（指導者）有二十一人，最後一位由臼井老師認定核可為師範的林忠次郎（原為軍醫，海軍大佐），將臼井靈氣療法帶到了夏威夷。林老師在臼井老師過世後，創立林靈氣研究會獨立門戶。

為從夏威夷到日本治病的高田HAWAYO治好奇病之後，高田便開始向林老師學習靈氣療法，並成為林靈氣研究會的講師。她（高田）在夏威夷以靈氣進行治療，培育了二十二名靈氣講師。高田老師過世後，講師們分為兩個團體，開始將靈氣療法普及傳開。簡單易學的靈氣以及高成效，吸引了很多人前往接觸靈氣療法，使得療法很快的普及於全世界。現在靈氣療法實踐者的數目，已經超過五百萬人了。》

林忠次郎（海軍大佐）在臼井老師的門生之中，是一位特別值得一提者。他與前述的高田HAWAYO老師共同被並稱為「西洋靈氣始祖」。高田老師在夏威夷培育了二十二名講師，而這些講師們則將臼井靈氣療法（又稱臼井式靈氣或臼井靈氣）向全世界推展普及。而最初傳授靈氣療法給她（高田），認定她成為世界第一位靈氣療法講師的，就是林忠次郎老師。

林老師生於一八七九年，於一九〇二年畢業於海軍兵學校。因為他並非將官所以詳細軍歷不明，只知他服役軍中時是一位軍醫，成為預備役海軍大佐之後，在一九二五年接受臼井老師傳授「神秘傳」，成為靈氣療法師範。

被傳授神秘傳之後的林老師，被臼井老師賦予特別的職責「活用醫學方面的知識，研究讓靈氣療法更簡單又更具效果的方法，協助學會發展」，他不但擔任學會的營運幹部，同時也是指導會員的師範。之後，林老師在東京信濃町開設靈氣治療所，同時成立「林靈氣研究會」，導入許多提昇臼井靈氣療法效果的新嘗試。

臼井老師過世後，林老師因與牛田會長的方針不同，因此脫離學會將「林靈氣研究會」獨立出來。但獨立之後的林老師依然尊敬臼井老師，講習時都在寫有「臼井甕男老師遺訓・五戒」的書軸之前進行。其結果，便與其他獨立門戶後，為流派另起新名稱的人不同，雖然一方面推出革新後具有獨創性的內容，一方面卻還是貢獻心力，將臼井老師的教誨以及臼井靈氣療法的名聲散播到全世界。林老師將追求健康幸福的臼井靈氣療法進化為「通往健康之道」，使得世界各地增加了不少這套系統的接受者，於普及療法這一點上，林老師的貢獻可說相當大。

●西洋式靈氣的確立

林忠次郎老師與高田HAWAYO老師的相遇，也是推動靈氣普及於世界的一個必然的緣份。

高田老師雙親都是日本人，但她本人於一九〇〇年出生於夏威夷，二十九歲時丈夫過世，留下她與兩個年幼的女兒。她自己原本患有的膽結石、氣喘、腫瘍也在此時病症惡化，甚至被醫生宣佈餘命不長。三十五歲時她帶著兩個女兒回到雙親所在的故鄉日本。

這前後所發生的事，在高田老師本人的記述之中詳細提及，此外由許多西洋靈氣的講師口中亦可得知。回到日本之後的她，首先到了赤坂的前田整型外科診所接受手術。

當她躺上手術台的那一刻，聽到內心傳來一個具有威嚴的聲音說道：「不需要動手術，沒有那個必要」，前後聽見了三次，於是她便放棄了手術。前田醫師接受她「想選擇手術之外的療癒法」的要求，將擔任營養師的妹妹志村夫人介紹給了高田。志村夫人曾經有過一次因下痢而昏迷，卻在被帶到林老師的療癒所後奇蹟似恢復的經驗，於是她便帶著高田來到林老師的靈氣療癒所。

接受靈氣療法三個月後，高田的病症開始消失，八個月後已經完全恢復健康，於是她自己也決定學習靈氣療法，投入林靈氣研究會門下，花一年的時間學完之後，獲得資格認定。一九三七年，帶著女兒回到夏威夷，開設了一間靈氣診所。

林老師為了靈氣療法的普及，數度走訪夏威夷，在林老師的幫助下高田老師開始接受講師訓練。終於在一九三八年二月二十一日，成為日本之外的第一位靈氣療法講師。

高田老師成為講師之後依然在靈氣診所中以治療為中心，只有對少部份人做個人指導，並沒有正式開辦講座傳授療法。因此在一九七五年時，她還是世界上唯一的臼井式靈氣講師。不過於一九七六年她開始著手講師的培育，直到她過世為止共認定核可了二十二名靈氣講師。

三十五歲時被宣告來日不多的高田老師，一直活到一九八〇年十二月十一日，享年八十高壽。

隔年，以高田老師的孫女菲莉絲·雷·古本女士為中心，設立了靈氣聯盟，高田老師培育出的二十二名講師，有二十一名都加入了聯盟。

二十二人中只有文化人類學者芭芭拉·韋伯·雷女士由於意見的不同而沒有加入聯盟。她另行於一九八二年設立了美國國際靈氣協會，之後改稱為「Radiance Technique」。

靈氣聯盟與Radiance Technique成為有名的靈氣兩大團體，除此之外還有其他發源自這兩大團體的靈氣團體存在於世界各地。

也就是說，無論名稱為何，流傳於海外的臼井式靈氣都分流自「臼井↓林

→高田→二十二位講師」，而從這個流派中分支而出的便總稱為「西洋式靈氣療法」。

此外兩大團體為了品質保證而設定了統一費用，嚴守一定的教育課程，但旁支的中小型團體之中，也有些變更了費用與教育課程，提供與兩大團體不同的系統。這些變更不受兩大團體的承認，無法納入「臼井→林→高田→二十二位講師」的流派之中，只能單純稱之為臼井式靈氣（臼井靈氣），而這些小團體又總稱為「自創靈氣」。

自創靈氣不受制約，好處是能由自己的價值觀來取捨或變更思想與技法。一方面雖然擁有不遜於兩大團體的系統，但另一方面也因此產生許多可疑的旁門左道系統，存在著各種不同程度等級的團體。即便在日本也有很多自創靈氣團體，經由他們又引進了許多國外不同系統的靈氣。因此有心學習的人，在學習之前需要多加注意篩選。

●西洋式靈氣再次進入日本

最初由海外傳入日本的靈氣團體，便是Radiance Technique。由芭芭拉・韋伯・雷女士設立的Radiance Technique，前身為美國國際靈氣協會，一九八二年設立協會時韋伯女士發行了標題為「靈氣的要素（The Reiki Factor）」的解說書，這也是世界上第一本關於靈氣的解說書。

五年後，也就是一九八七年，住在紐約的日本人三井三重子女士，她也是Radiance Technique的講師，將這本書翻譯成日文，書名改為「靈氣療法」並且自費出版。出版後，這本書不斷地出現在精神世界系的雜誌上。

當時，日本社會也在新世紀的風潮之下，流行探討唯心意識、精神世界。此時出現不少宣稱能夠接收來自進化星球訊息的通靈者，同時也是瑜伽與氣功漸漸普及的時期。源自日本而在西洋發揚光大的靈氣療法，因不需要訓練又具有絕大的效果，引起了很大的迴響。

三井女士教授的，只有第一階段的手觸療法與第二階段的遠距療法，且課程收取相當高額的學費。即使如此，仍有許多人不惜等待數個月也要報名參加，靈氣療法開始盛況空前地流行。三井女士的貢獻在於令日本人再次認識了被遺忘的靈氣療法之名，並增加了靈氣實踐者的人數，但因她未具備培育指導者的資格，所以除了她本人之外，日本一直沒有出現新的指導者，無法為更多人指引通往幸福之路。

見證了她的成功之後，也有其他幾個單位聘請了來自西洋的靈氣療法指導者，到日本來舉辦講習課程，但是這時傳入的只有與Radiance Technique不同系統的療法，且課程結束後講師們隨即回國，無法繼續指導療法的實踐和給予後續的協助。這樣的狀況持續了好幾年。

到了一九九三年一月，德國人法蘭克·阿加巴·佩塔與切托那·小林真美夫人一同移居札幌時，將西洋式靈氣（屬於自創靈氣）之「入門至培育指導者」的整套系統都一起帶到日本，終於在此培育誕生了西洋式靈氣的日本人指導者（講師、師範）。

●傳統靈氣與西洋式靈氣的差異

傳統靈氣和西洋式靈氣的根源雖然都是臼井老師卻有所差異。但究竟有著什麼樣的差異呢。在「靈氣的精華」一書中我對於「傳統靈氣與西洋靈氣的差異」有如下解說：

《就這樣靈氣療法，從日本遠渡夏威夷，經由美國傳播向世界各地，一點一滴地產生了變化。以各種不同思維與技巧呈現的西洋靈氣，也於一九八〇年代後半傳入了日本。

傳統靈氣療法和西洋靈氣療法有各自的優點與特徵。傳統靈氣首先講求「找出生病的原因，也就是負面波動，然後消滅它」，接下來的步驟時「為了不與負面波動共鳴而提昇自我意識」，最後的步驟則是以「與宇宙波動共鳴，享受安定豐富的人生」為目標。反觀西洋靈氣是採取「將靈氣療法當作補足現代醫療不足的有效療法，積極與醫療相輔相成」之態度，在心靈和身體的治療方面都有相當好的成果，日本目前也已有一些靈氣團體受到NPO法人認證，慢慢進行與醫療機關之間的相互合作，不過距離全面受到認可，還需要相當的時間。》

與繼承了臼井老師的傳統靈氣系統相比，西洋式靈氣療法很明顯的發展成另一條路。雖然不需要與自由發展的自創靈氣相比，但即使是建立於高田老師所傳授基礎上的兩大團體，也有許多與傳統靈氣不同的地方。

傳統靈氣的療癒始於「找出病腺」。當身心不協調的時候，病源（生病的原因所在）就會產生負面波動。即使在自身還未察覺身體不適徵兆的階段，只要病源已經存在，就一定也存在著負面波動，這就稱為病腺。當手按上病腺時，感受到的稱為「回響」。當手一捕捉到從病源處傳出的共鳴回響的感覺，就持續按在該處，直到回響消失為止。這稱作「去除回響」，一旦回響消失了，施療也就結束。大正十一年以來，許多靈氣施療者以這個方式療癒過許多疾病。這種療法相當單純效果又大，唯一的問題就是「感覺不到回響，就不知道手該按在哪裡」。

而相對於傳統靈氣的這個問題，西洋靈氣療法則不用找尋病腺，他們的技法是「就算感受不到回響，只要打開靈氣迴路，就能開始施療」。其方法，便是活用已於本書第一章介紹的「12個基本位置」，「無論面對什麼樣的疾病或症狀，都在固定的位置上用固定的時間採取固定的順序進行手觸療法」。聽起來雖然簡便，但效果卻絕對不差。並且，持續使用這種方式療癒，手部感覺自然而然會漸漸變得靈敏，不知不覺中便能感應到回響了。到了這個階段，施療時便可以回響的感應為中心，再配合需要選擇12個基本位置即可。

西洋靈氣最大的優點，就是致力於以醫學方法檢視靈氣的療癒效果，並且長久以來活用於現代醫療上的實際成績。有些國家在一定條件之下甚至可以納入健保範圍，這也是傳統靈氣所無法想像的事實。

不過另一方面，臼井靈氣療法的創立，乃是在於「將安心立命的境界傳達給更多人知道」的理念。只要這個理念一天不從傳統靈氣之中消失，傳統靈氣就會是一個提昇我們精神性的生涯學習系統，今後依然會持續流傳下去吧。

●關於靈氣的謬誤傳聞

所謂的謬誤傳聞，有「因誤解而誤傳」與「明知並非事實卻仍傳播錯誤傳聞」兩種。如果是前者，只要在發現事實時就能立刻加以修正，問題比較簡單。但如果原本誤傳的人是權威人士的話，有時也會因其門生學徒早已深信不疑而拒絕修正，說起來也頗為棘手。而如果不是因誤解而誤傳，則有可能是「事實不明的部份，以自己的想像來補足」與「因某種企圖而捏造出事實」等等情況。我將以想像補足的創作部位稱為「神話」，「當事實還未判明時，可以先當作夢想中的神話來流傳，等到找出真正的事實了，再加以修正即可」。不過從我十年來於海外舉辦的演講活動之中，我發現要修正已經誤傳的事實是一件很困難的事。

特別是對「因某種企圖而捏造出的事實」的修正，更是不容易。西洋式靈氣之中，存在許多這樣的錯誤事實。在這些誤傳之中可以看得出當初可能有這些意圖：「企圖化解因戰爭而惡化的對日感情，以便推廣靈氣的普及」，「主張西洋靈氣的正統權」等等。

想要列出所有誤傳將會是一浩大工程，在此只列出常見的十個項目，並加以簡單解說。

- 靈氣的起源是古代西藏↓世界各地都有關於不可思議能量的說法
- 臼井老師活躍於十九世紀↓正確應該是生於十九世紀，活動時間為二十世紀前半的四年之間。
- 臼井老師是京都的大學教授↓他雖經歷過許多工作但都與教職無關，也沒有博士學位。
- 臼井老師曾是基督教的神職人員↓他雖曾參與過宗教的佈道，但不是基督教。
- 臼井老師長年研究療癒方法↓並非研究，而是於斷食過程中偶然獲得力量。這一點臼井老師也曾公開說過。
- 臼井老師在斷食時見過靈氣符號↓所謂符號完全是後人導入的神話。
- 靈氣符號是從梵文中發現的↓說來自兩千五百年前的文獻，這也只是神話。

●臼井老師在京都進行了七年的施療↓他一達成安心立命之後的隔月便前往東京，四年後便已辭世，所以七年一說在物理上就不可能。

●臼井老師在反省過不可只進行身體的療癒後定下五戒↓先定下五戒才創立學會。

●林老師是繼承臼井老師的第二代會長↓林老師離開學會自行獨立創設其他組織。

●關於靈氣的莫名傳聞

莫名傳聞與謬誤傳聞往往是只有一線之隔，而海外甚至有不少靈氣教室是以這些莫名傳聞招攬學生的。因此面對這些莫名傳聞，也不該覺得有趣。以下列舉一些莫名的傳聞。

●有一個系統，自稱該學會的講師，是一位直接受過臼井老師傳授神秘傳的女性（超過一百歲的奈良尼姑），在歐美有許多人信奉這個系統。有兩個團體同時如此宣稱，但彼此都不承認對方。其實在日本，只要調查一下就可知道奈良是否有這麼一位超過百歲的尼姑，所以我便調查了一下，發現根本查無此人。但在我與對方以電子郵件往來詢問此事之間，對方便以「尼姑已過世」為由矇混帶過了。

● 主持某系統的講師，宣稱「在日本有一個臼井神社，連天皇都會前往參拜」。當我們向他們表示想去參拜，希望對方提供神社所在地時，對方卻回覆道：「是一位M先生帶我們去的，但當時從東京車站出發時被戴上了眼罩，且搭乘計程車前往，因此不知道正確的所在地」。

● 同上的那位講師還表示過，「臼井老師與柔道家嘉納治五郎是好朋友，因此將柔道的分級制度導入靈氣之中，制定出靈氣資格制度」，並宣稱自己具有靈氣八段的資格。

● 某團體宣稱「舊日本海軍使用靈氣，擊墜了敵方的飛機」，還將這段內容記載在某本靈氣相關書籍上。然而那本書中描述的靈氣，完全與愛及協調無關，而簡直像是進入陰陽道的世界。書中提及GHQ（聯合國最高司令官總司令部）欲一清日本的軍國主義，因此有可能禁止封印了與舊海軍淵源頗深的靈氣療法。但這根本是毫無事實根據的說法。學會方面從未遭受任何打壓，當時身居會長職位的和波海軍中將雖曾因擔心自己被指定為戰犯而辭去會長職位，但後來也毫無問題的恢復了會長職位。

● 「臼井老師為追求安心立命的境界而進入禪道」的說法也傳到了海外，但在海外卻被解釋成「臼井老師成為禪僧」。臼井老師信奉的宗教雖為淨土宗，但日本人古來便不拘任何宗教，有前往禪寺修行的習慣。不過，當臼井老師完成修行之後，在一次為小女孩以手觸療法治療蛀牙時，被人說過「您不是普通的和尚」。

● 海外曾有人宣稱自己「留學日本時，參加臼井靈氣療法並獲得師範資格」，「曾受小山會長特別獎勵」，並在海外自稱自己繼承了傳統的靈氣療法，也有不少人因此相信而投入他的門下。但這個系統不久之後也消失了。

●在日本的網站上也發現過下列莫名的宣言。「從英國回日本的海軍士官，認識了生活困頓的臼井氏而傳授他手觸療法，並要他以此維生。之後臼井氏在學到的手觸療法上加入了許多自己創立的技法，才成立了臼井靈氣療法」

●另外這也是從日本的網站上看到的。「臼井老師以古神道系的靈學者松本道別氏之思想與技術為基礎，進入乘鞍岳進行二十一天的斷食修行，因而創生出靈氣療法。乘鞍岳的修行之後，臼井氏便獲得了只要以手按住患部便能治癒對方的能力」。這段記載，就和桃太郎或浦島太郎的童話故事流傳各地，細節各有不同一般，臼井老師進行斷食之處其實應該是鞍馬山，卻被誤傳成了乘鞍岳，可說是最莫名其妙的一個說法。

●靈氣的一般特徵

從靈氣相關書籍或網站中，可歸納出「靈氣的特徵」，列舉如下。其中有些表現大同小異，大約可整理成五個項目。

1. 不需要修行，習得的能力一生有效。
2. 行使方式簡單，不會帶來壞的影響。
3. 效果絕大，活用法無限。
4. 可高度活用能量。
5. 對提昇自我、實現自我也相當有效。

以上這幾點，如果靈氣是一種藥的話，想必會寫在「藥效書」上吧，其中有些表現方式也容易招致誤解，當大家知道靈氣的效果之後，使用上該注意的事項也有必要確實理解。

1. 不需要修行，習得的能力一生有效

這是指「靈氣的獲得始於調整波長」「獲得的能力一生都不會消失」，包含詳細說明如下：

● 接受波長調整之後，任何人都從當天起便可進行施療。
● 就算不使用，能量永久不會消失，能力也不會極端衰退。
● 完全不需要訓練或修行。

「任何人，當天就能開始進行施療」，這就是靈氣療法的特徵。藉由調整波長，可設定自己的能力，變得能夠接收靈氣，達成對自己或他人的療癒。調整波長是專家，也就是講師的工作，但之後活用靈氣開始療癒的就是接受波長調整的人自己了。舉例來說，設定電腦需要靠專家，但使用電腦的就是自己，使用得好不好，自己的練習也是必須的。就和這道理一樣。

2. 行使方式簡單，不會帶來壞的影響

這是指「靈氣法是一種既簡單又安全的療癒法」。詳細說明如下：

- 施療中，不需要特意集中意識。
- 不需要特別凝神或放鬆（身體會自動調整）。
- 不會送出或接收邪氣。
- 無論做多少或多久療癒，都不會疲累。

靈氣療法的原理，是與靈氣產生共鳴，將一切交給靈氣，所以完全不須使用念力（意識力）或想像。只要能完全遵守這個規則，靈氣療法保證簡單安全。要是自作主張認為這樣太簡單不足，而以自己的判斷擅自加強能量，注入或鬆弛氣場，靈氣反而會停止流動，必須靠消耗自身的能量才能施療。這麼一來，今後就必須靠自己控制一切。這和「必要的時候自行產生必要的療癒」、

「施療與被療癒兩者同時獲得療癒」的靈氣療法原則背道而馳。

3. 效果絕大，活用法無限

這是指「靈氣取之不盡用之不竭，可無條件活用」，說明如下：

- 靈氣越是流通，能量越是源源不斷湧出。
- 就算不相信，必要的能量也會自行流通。
- 靈氣效果的例子與其實踐例子都已相當多。

靈氣的迴路，越是實踐治療會變得越是清透，我們稱此為「培育靈氣的通路」。與個人能量不同，靈氣乃是無限的存在，不會因使用而導致不足。因為靈氣是來自大宇宙的愛的能量，所以即使是不相信的人也會擁有。不過，人人都有選擇的自由，如果有人拒絕接受的話，就不會再傳送給他。施療也是一樣，原則上不強行對不希望接受的人進行治療。靈氣的效果與實例的確相當多，只是雖然對當事者來說是完全的真實，卻大多數都無法進行十分客觀的科學驗證。今後加強以科學驗證靈氣療法的具體效果與實例將是必要的課題。

4. 可高度活用能量

這是指「靈氣療法能夠遠距操作，與其他技法併用時的效果也值得期待」。說明如下：

- 藉由活用靈氣符號，能進行超越時空的療癒。
- 可與其他技法（氣功、冥想或其他治療法）併用。

靈氣符號，是對初學者很有效果的工具，可輕易幫助強化能量，進行超越時空的治癒。符號雖然有此效果，但隨著功力的成長慢慢就不需要了。此外，靈氣可提高醫藥的效果，與其他技法併用時也有加乘效果，可提高療效。只是，不可與動用意識、操控念力的技法併用。一旦動用了意識與想像，開始追求速效性等明顯可見的效果時，就偏離了「將一切交給靈氣」的大方向了。

5. 對提昇自我、實現自我也相當有效。

這是指「靈氣的終極活用法」。說明如下：

- 可以消除業障（karman）與心靈創傷（trauma）。
- 能讓修習者美好的本質獲得發揮。
- 對達成願望和開發能力都有幫助。
- 能提昇人生的品質。

靈氣的最終活用，就是在日常生活之中透過與靈氣的共鳴，為人們帶來真正的幸福與安穩，獲得豐富喜悅的人生，這就是「安心立命的境地」。有緣習得靈氣的人、除了實踐具有效果的靈氣療法，同時可深入鑽研活用，以獲得真正幸福為最終目標。

第3章

REIKI

想運用更多靈氣

—正式學習並活用靈氣—

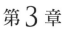

●在靈氣講座中學習什麼

這一章將帶各位了解，想正式學習、實踐靈氣療法，該如何參與講座，學習什麼。

第一章中已經說明，任何人都能使用靈氣，也簡單介紹了具有效果的施療步驟。光是這樣，已經可以為自己或周圍的人進行基本的靈氣療法。

那麼既然如此，還有必要參加講座嗎？如果真有必要，又是為什麼呢？關於這個疑問的說明是，「在講座中學習的，是去理解療法的結構，活用靈氣獲得健康，進而提昇精神性，也就是學習〈健康與幸福之道〉」。

如果學習靈氣療法只是學會手觸療法就結束的話，那事情就簡單多了。因為只是活用經由手中釋放的能量，這誰都辦得到。在網路上宣傳的遠距波長調整或通訊教學，如果是正當的，學起來也算是有益處。當然話更說回來，就算不花錢去學那些「不知從何處習得也不知想傳達的主旨為何，不明所以的能量」，每個人還是可以活用與生俱來的能量進行靈氣療法。

然而，靈氣並非只是如此單純的治療，手觸療法充其量只是學習靈氣療法的入口而已。前面也說明過，療法的目的在於「活用靈氣提高精神性，構築具有價值的人生」。

因為創始者臼井甕男先生所建立完成的靈氣療法，並非只是一套療癒疾病的療法，而是他為了達成安心立命的境界時，察覺到我們被賦予的能力。為了能將這份能力「作為生涯學習來實踐，並且持續追求更上一層樓的境界，必須先奠定基礎」，這就是為何須要參加講座的真正原因。

只是，不同的靈氣系統所重視的重點不同，因此將出現程度上的差異，所以在學習之前必須要充分比較，選擇自己認可的系統才是聰明的做法。

學習任何新事物時想必都是一樣的，剛開始的時候總是比較辛苦，無法馬上就能樂在其中，直到能夠輕鬆運用為止，必得付出一番心血。在這個階段，如果一有困難身邊就有人能商量，對學習者來說也會比較安心。

即使不參加講座，經由本書認識靈氣療法，並按照解說自行實踐，也能漸漸地感到效果。而這種時候，與他人一起實踐的話，當然是能互相鼓勵，但仍需要相當程度的時間與努力，才終於能實際感受到療癒的樂趣。更別說自己單獨實踐的人，說不定還會對於自己的做法是否正確而不時感到迷惘吧。

這樣的情形不限於自學者，即使是參加講座的人也會遇到。我曾聽參與交流會的人表示「雖然參加了講座，但沒有一起實踐的同伴，一直沒感受到能量，或是指導者沒有給予建議，於是就自然放棄了」。每當我聽見這種情形，總覺得難得有緣接觸靈氣，卻有太多人因為上述的理由而放棄，實在是太可惜了。

所以參加講座時最大的好處，除了學習的內容之外，更重要的是「必要時給予建議的指導者」以及「分享對靈氣的認識並交流學習內容的同伴」。因此，選擇靈氣講座時，就要注意講座是否有這樣的優點，選擇能妥善照顧到學員需要的單位才是上策。

●選擇靈氣教室的基準

關於教學講座（不管是開設教室或個人指導都包含在內），並沒有一定要選哪裡或一定不可以選哪裡的規定。只是，想要正確學習靈氣，自然會有正確選擇講座的基準。

研究講座介紹表或網站等當然也是一個確認的辦法，不過也可以聽取在學者的感想，或直接向主辦單位提出疑問，重要的是從獲得的答案中自行去判斷。而其中最重要的，就是去了解該講座想傳達的主旨，和自己想學習的是否一致。

以下分享一些要點作為判斷時的參考，將我個人認為「不好的講座」通常具有的特徵整理出來。（這幾點是以站在想正確學習靈氣的角度，如果只是對靈氣有興趣的話，倒不在此限）。

- 進行遠距離傳授（遠距離調整波長）的講座。
- 宣稱能傳授高出其他地方好幾倍能量的講座。
- 對一般人公開調整波長或公開靈氣符號（參加講座的人學習的內容）的講座。
- 濫用單門相傳、一子相傳、秘傳、奇蹟、神秘等字眼的講座。

- 號稱能治癒疾病或曾治癒疾病的講座。
- 講座結束後不給予學員建議或協助的講座。
- 能給予學員的建議或協助不夠明確的講座。
- 沒有明確說明從何處習得靈氣療法，或想傳達什麼教學內容的講座。
- 收取超乎常識範圍學費的講座。
- 一開始就要學員繳費買下所有階段講義的講座。
- 採用令人無法接受的教學系統的講座。

其他還有很多，不過這裡舉出的都是只要以一般常識判斷，就能察覺不妥的例子。

例如，以「令人無法接受的教學系統」來說，像是「強迫和其他療法的講座組合學習」、「要求購入高額物品」、「要求拉新學員加入」等，要學員接受不合理義務的講座就屬於此例。另外還有無論學習多少年，都不肯讓學員獨立的講座，也不合理。

關於講座的學費，或許可以蒐集幾個單位所提供的簡介來做比較，或上網檢索各講座的資料，就能掌握一般常識訂出的學費標準。此外，也有些講座採用獨家的思考方式或較多階段的學習，學費也會定得比較高。

無論如何，只要充分掌握各講座的情況，接下來只要按照自己的意願去選擇就沒問題了。

●靈氣的出發點是追求健康

無論學習什麼，「從哪裡開始、要前往什麼方向、前進到什麼地方」都是很重要的。

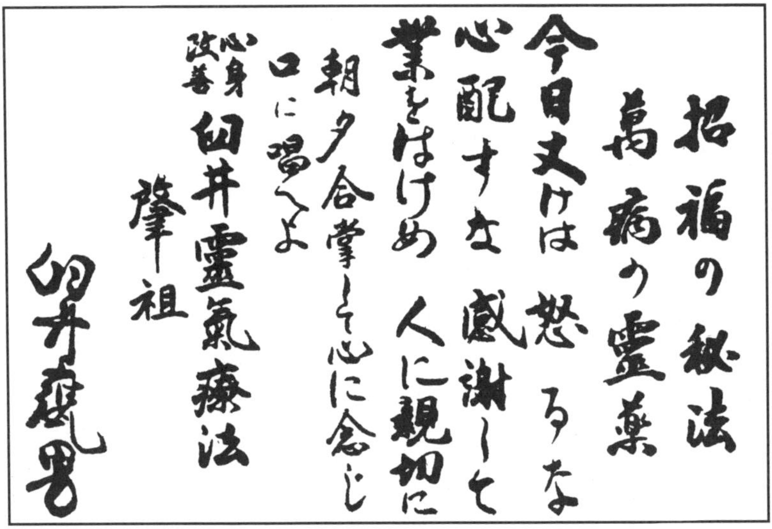
招福の秘法
萬病の靈藥
今日丈けは 怒るな
心配すな 感謝して
業をはげめ 人に親切に
朝夕合掌して心に念じ
口に唱へよ
心身改善 臼井靈氣療法
肇祖
臼井甕男

▲臼井靈氣療法肇祖─臼井甕男親筆提字之「五戒」。

招福之秘法
萬病之靈藥
今天不怒
今天不憂　心懷感謝
完成使命　對人親切
朝夕合掌　從心起念
以口唱誦。
改善身心　臼井靈氣療法
肇祖
臼井甕男

▲「五戒」譯文。

靈氣有名為「五戒」的教誨，其中說明了靈氣法的入口（出發地點），目的地（到達地點）以及如何確實接近目的地的法則（KNOW HOW）。在這層意義上，五戒可說是「顯示通往幸福之路的地圖」。

最初以「招福之秘法」與「萬病之靈藥」兩個標題，明確指出到達點與出發點。

「招福之秘法」，就是獲得幸福的方法，「身為一個人的幸福，才是靈氣的最終目的」。

「萬病之靈藥」，則是獲得健康的方法，「首先整頓自己的身心，這就是進入靈氣的第一步（入口）」。

而進一步，由「今天」展開的五戒內容，則昭示了該如何朝目的地前進。

換句話說，「臼井靈氣，以活用靈氣獲得幸福為目標，首先學習能獲得健康的手觸療法，做為起點。而實現健康又幸福人生的方法，就是這樣過完今天一天」。

五戒內容雖然平易，但也可想見實行起來的困難度。無論是誰都希望自己不要暴躁易怒，但困難的是在於發怒的情緒乃是從潛在意識深層湧出，所以才難控制。之所以要求「朝夕合掌，從心起念，以口唱誦」，就是要人將五戒深深刻劃在心中，以自然的方式放開不調和的情感。

●靈氣的目的是獲得幸福

「人本來就是被創造成健康而幸福的。因此想要恢復健全狀態，只要讓體內靈氣與宇宙靈氣相互共鳴即可。手觸療法發揮的療癒力量，其實是幫助兩者引起共鳴。安心立命的境界，就是兩者終極共鳴時達成的狀態。任何人都能從手觸療法這個起點進入，並走上通往安心立命的道路」。這就是靈氣療法的原點。

從這個觀點來看，靈氣療法也就是「為了實現健康幸福的人生，讓自己與名為靈氣的宇宙能量相互共鳴的技法」。

而五戒，可看成是走在「通往健康與幸福」的路上時，幫助人們能不迷路順利前進的路標，也是「幫助身為小宇宙的我們，與大宇宙順利共鳴的處方箋」。因此，學習靈氣療法時，只要理解自己是「從最初到最後都在追求與靈氣相互共鳴的實踐法則」就可以了。

就像為了證明這一點，無論是通往健康或通往幸福，五戒所昭示的都是相同的法則。健康與幸福，都是靠與靈氣的共鳴而獲得。也因此我們才會稱為「通往健康與幸福的道路」。

前面也重複過很多次，臼井老師所發現的，是幫助人類獲得真正的幸福，也就是安心立命（內心平安）的方法。為了達到此目的，我們必須遵從五戒，珍惜地過著每一天。在充滿壓力的日常生活之中，避免與不協調的波動產生共鳴，而選擇與高靈氣的波動共鳴，並實踐五戒法則，完成自己的責任，這才是最重要的。

臼井老師的五戒除了教導我們「生存的法則」，也是教導我們「藉由與靈氣共鳴，便能自然地達到五戒的生存法則」。此外，也教導了我們「當內心產生不協調的念頭時，與靈氣的共鳴就會變弱，此時就要安定內心，重新取回與靈氣的共鳴」。

想要更深入運用靈氣的人，除了靈氣治療，更應理解「與靈氣共鳴，提高共鳴度」將會幫助精神性的提昇。

●人類本健康

從前文我們已經瞭解到靈氣的第一步是「通往健康的道路」。那麼，所謂的健康又該如何定義呢？無病就代表健康嗎？假設「生病就不健康」，那麼「不生病就是健康」這樣的推論正確嗎？

「何謂健康」，健康的定義，自古以來都有所爭議。而在西元前四世紀柏拉圖的時代，人們已經知道心（精神）與體（肉體）會相互影響，為了保持健康，取得心靈與肉體之間的平衡是很重要的。

在這個階段，健康還只是個人問題，來自國家社會的涉入不多。但近年來，WHO（世界衛生組織）對健康的定義如下：「不只是身體的無病痛或不虛弱就稱為健康，具有對任何事物都能積極向前的身體與精神，並且處於能適應社會的良好狀態，才是健康」。

此外，日本全面醫學協會也指出，「健康或療癒，是包含身體、精神、靈性等人類整體性的問題，只有在與社會、自然、宇宙處於協調狀態下才稱為健康」，「以生命本身擁有的自然治癒力作為原點，增強療癒能力」，「患者具有自我療癒能力，施療者只是輔助」，「必須深深思考疾病、殘障、衰老、死亡的意義，以實現自我為目標」。

古希臘醫者，被譽為醫聖、醫學之父的希波克拉底曾說過：「人類具有自然正面的能力，生病的人能自體內產生療癒能力，恢復健康」。

綜合以上說法可知，人類本應是健康的個體，且這裡說的健康指的是自我內側（身體、精神、靈性）先取得平衡，對外則與所有和自己相關的事物（人際關係、周遭環境、大自然等等）獲得協調。就算出現什麼原因造成了某種不協調，人類內在也具有自我恢復的療癒能力。因此，療癒（恢復健康）的力量取決於己身，施療者只擔任輔助的角色。

此外關於「疾病、殘障、衰老、死亡」，這些不應該被認為是人生無可避免的痛苦，而必須從中省思，所獲得的心得將用於幫助自我實現（實現生而為人的目的）。

從以上觀念，若能理解出健康與疾病及療癒的關係，則自然而然能夠明白療癒的本質，以及「靈氣療癒者該扮演的角色」。

療癒的本質，並非治癒疾病。當然也有些療癒著只以治癒疾病為目的，治癒疾病也並非毫無意義的舉動。然而，靈氣療法的最終目的卻不該是治癒疾病，而是找出產生疾病這種現象的內在根源（臼井老師稱此為「根治疾病」）。

人之所以會生病，很多時候都是因為生存方式的錯誤導致無意識之中產生緊張與壓力，導致與靈氣的共鳴變弱。這時若能獲得靈氣的傳送，便可感到輕鬆，從緊張與壓力中解放，喚醒自我療癒能力，也就能獲得健康。

因為被施療者本身擁有這樣的療癒能力，所以施療者所該做的不是將自己的力量加諸對方身上，而是以結果來說，將一切交給靈氣的力量，並且信任被治療者內在的知性。治療者只是幫忙打開一條能量的通路而已。這些我在第一章中已經提過，但因為很重要，所以再次做個整理。

●靈氣療癒的特性

靈氣療癒的第一個特性就是「不要企圖控制療癒的結果」。而所謂的控制，指的是以療癒疾病，減輕疼痛為目的的行為。如果這麼做，所控制的對象只是那些表面化的疾病與症狀，卻並未能認識到所有的根源，因此做的是不完全的療癒。靈氣療法的目的不在治療疾病與減輕疼痛，而是在於「與靈氣達成共鳴，身體便會產生必須的認識，幫助自我恢復本來應有的健康狀態」。

第二個特性是「在必要的時候，採取必要的處置」。舉例來說，如果有一個人因為埋頭工作而無視於身體的健康，這時無論周圍的人如何勸說，他一定都聽不進去。任誰都看得出來，如果繼續勉強身體勞動，總有一天身體一定會面臨極限。這時，其實身體本身具有的「知性」，就會以各種方式來提醒他。例如產生疼痛，產生運動障礙等等，這些都是身體發出強制休息的警訊。若是施療者將這些警訊療癒好了，他又會開始勉強身體勞動了，結果只會導致病人更快倒下。因此，「療癒」這件事不是最重要的，最重要的是去察覺身體給人的警訊。接下來只要將一切交給靈氣就可以了。

第三個特性，是「施療者與被療癒者，同時獲得療癒」。施療者的任務，在於當被療癒者與靈氣的共鳴變稀薄時，成為靈氣通過的管道，讓被療癒者再度提昇強化自身擁有的治癒力量。而在這樣的過程之中，施療癒者（做為靈氣的通道）也能同時承受靈氣的恩惠。許多施療者都實際體驗過，當他們實踐越多靈氣療法，自己也越能增進健康，提昇精神，獲得調和，令周圍一切朝向正面發展。這也是靈氣之所以被稱為「來自宇宙，帶來愛，協調與治癒之能量」的緣故。

●避免伴隨療癒而來的危險

或許有人會認為，靈氣療法只是將手按上，有時甚至只是靠近患部而無接觸，會有什麼危險嗎？

第一章中已介紹過的江口俊博氏曾說過：「如果不加思索便伸出手想為對方治病，可是很危險的」。他也說過「要做好被對方業障捲入的心理準備」，這裡所謂「業障」指的是人類因生存之道的扭曲而產生的歪斜，雖然不會轉嫁到他人身上，但是事實上，由於靈氣療法乃是會為他人身心帶來影響的療法，如果做法錯誤仍很可能導致各種危險的產生。

危險之一，就是對被施療者產生不利。正確且正當的施療當然不會發生問題，但過去也曾接獲「因施療者不適當的言行舉止，導致被療癒者無法正確判斷重大疾病的徵兆，錯失前往醫療機構診治的時機」或「施療者為了加重療癒而加入自己的力量，導致被療癒者產生筋骨或內臟的損傷」等報告。

此外，如果施療者未正確對被療癒者說明可能出現的好轉反應，導致被療癒者誤以為某些反應是惡化症狀，而前往接受其他醫生治療，有時甚至可能出現更糟的情況，像是被療癒者轉而求助於靈媒驅邪的例子。另外一種可能是，由於施療者本身的知識不足，導致違反醫事法或藥事法，或違反針灸按摩相關法條等行為的例子。

另外需要注意的一點，是施療者本身也有承受不利的可能性。舉例來說，「施療過後，身體感到非常疲勞」或「受到被療癒者身上的不良能量影響」，「自身的靈氣波動受到被療癒者牽扯而下降」等現象都可歸為此列。

正確的靈氣療法應該是「施療者與被療癒者雙方都獲得療癒」的行為，所以如出現以上情形，就表示施療的方法不正確。

如遇「施療過後身體感到疲倦」的情形，幾乎都是施療者運用到自身能量才會導致。少部份的情況是採取不自然的姿勢或施療時間過長導致的疲勞，則不納入此列。

「受到被療癒者的不良能量影響」，多半是被療癒者流出的負面能量（憤怒或恐懼等情緒），留在施療者體內導致施療者本身出現痛苦的感覺。靈氣施療的過程本就奠基於雙方能量的交流，並藉由淨化的過程摒除負面能量。但淨化過程中，對能量越敏感的人越容易感受到疼痛或不舒服的感覺，這時有可能潛意識地產生緊張。這種緊張會讓能量的流動停滯，結果導致施療結束後，負面能量依然停留在施療者體內。同樣的情形也可能出現在被療癒者身上。

「自身的靈氣波動受到被療癒者牽扯而下降」的情形，則多半是調整雙方波長時發生的現象。所謂的共鳴，以音波來說，假設敲響一支一秒振動440次的音叉，則另一支具有相同波長的音叉也會受到共鳴發出聲響。這是因為440赫的既定波動，將能量傳至具有相同波長的音叉上了。而靈氣療法中的調整波長，就是在同一個場合之中，將不同波長的人調整至擁有相同波長。當雙方處於同一個場合之中時，會互相牽引對方波長，使其與自己的波長同化。當施療者使用了自身的能量進行療癒時，便很有可能會受到被療癒者的憤怒等負面能量牽引，導致自己的波動下降。一旦受到牽扯，便會開始與對方的憤怒等負面情緒產生共鳴。世界上有許多人都帶著憤怒的能量，結果也會與這些人產生共鳴。

所以從事正式靈氣療癒的人，為了確保自身與被療癒者的安全，才必須在講座之中多次強調以上幾項特性說明其中意義與應對的方法，這是非常重要的。

●實行時的10點注意事項

藉由本書學習靈氣時，也並非能完全避免上述危險的產生，因此請嚴守以下10點注意事項。

①靈氣療法即使對不相信靈氣存在的人依然有效。人都必須先實際感受到效果才會開始相信，這是正常的，所以一開始不被相信也無妨。但應避免對堅決否定的人施行療法。因為人人都有拒絕的自由，不可強迫他人接受治癒。請記得靈氣治癒者只是扮演輔助的角色。

②對於能量敏感的被治癒者，最好事先說明可能產生的好轉反應。即使是不需要說明的被治癒者，也應該簡單的說明如果出現什麼樣的變化時，自己能夠提供什麼樣的協助。

③進行療癒時的態度應淡然自若。擅自加入祈禱或誦唸等帶有宗教意味的表現，很容易招致誤會，請多加注意。

④進行手觸療癒時，只要將手輕輕放置在對方身上，也可不經接觸，只要將手懸空靠近患部即可。千萬不可採取重力按壓、敲打、揉捏等行為。

⑤施行中需要直接接觸對方身體時，請事先徵詢同意。手觸治癒時需留意碰觸的部位，如被療癒者是異性時，更需要慎重小心。

⑥請勿否定或批判現代醫學（西洋醫學）。現代醫學是在檢查技術、急救醫療、細菌疾病、臟器移植等各方面有優越貢獻的系統。而靈氣則對來自壓力的疾病有效（來自壓力的疾病佔所有疾病的80％以上）。我們應尊重現代醫學，同時站在以靈氣提高自我免疫力與自我療癒力的立場。

⑦治癒中不管出現任何感覺，請只是「去感覺」就好。當進行手觸療癒時，有時會出現種種變化，或產生某種體驗。雖然會產生好奇想要探究，但就像搭乘火車時享受窗外景色一樣，保持只享受景色的心情是很重要的。我們沒有必要去追究靈氣療癒的過程產生的變化。只要透過這種變化，朝目的地前進即可。被療癒者也可能遇見相同的體驗，當被詢問時，也請如上面這般回答即可。

⑧不要企圖控制結果，也不要使用自己的念力與意識。這一點前述已說明過許多次，請切記這就是靈氣療法的基礎。

⑨信任靈氣的力量與被療癒者本身的生命力，徹底扮演「靈氣流通管道」的角色。就像消防隊手中的水管，水管本身不需要擔心噴出的水流速度是否不夠快，而自行加快噴水的速度或加重水勢，也不需要思考怎麼做才能更快將火撲滅。一切都交給消防隊員去控制。

⑩請回頭閱讀第一章，實行當中說明過的步驟。在那些步驟之中，已經教導過如何迴避危險的重點。

●疾病是來自內在知性的呼籲

雖然對療癒者與被療癒者雙方來說「安全的療癒」都是很重要的，但「只有安全卻沒有效果」也一樣沒有意義。畢竟如此一來，就跟不療癒沒有兩樣。

問題是，怎麼樣才叫做「有效果」呢？減輕疾病，緩和症狀，當然都是很大的效果，然而，如果只是這樣就結束療癒，生這場病就沒有意義了。

疾病的產生，具有比我們所認為的還要重大的意義。一帆風順的人生，可能因一場病而毀於一旦。經過長年的努力，就快要成功的時候，也可能因一場病而倒下。重要的會議不能被單方面的取消，但再重要的事也比不上因病而倒下的人。如此想來，疾病在人生中的意義可謂相當大。

就算那只是腳痛、脖子酸痛，對生活不造成妨礙的小病小痛，在本質上也都相同。這些病痛都將喚醒內在的知性，其實都是提醒著人們「重新檢視現在的生活」之警訊。如果沒有發現這些病痛的意義，去除了疼痛就以為能夠安心並繼續著相同的生活方式，那麼警訊就起不了作用（生病就沒有意義）了。

具有效果的靈氣療法，必須以正視這些以內在知性感知的警訊為基礎。因此，施療者不能加諸太多自己的想法，只能做靈氣與被療癒者之間的橋樑，也就是採用「讓來自宇宙的愛與協調以及療癒的波動」流通的系統。

●目標是健康與幸福

做為靈氣法中的「通往健康與幸福之路」，必須「提高與靈氣的共鳴」。最開始的靈氣療法，可視為「有意識地與靈氣共鳴」之訓練，等到能夠「自然地與靈氣產生共鳴」的狀態，就能達到安心立命的境界了。因此，實踐靈氣療法不能無視神性的提昇，療法本身就是幫助自我提昇的最佳方式。

靈氣療法的教學之中很重要的一點即是「經常保持與靈氣的共鳴，以提高共鳴度，完成學習為目標」。我們以「自然地與靈氣共鳴」為目標，並以以下四點為原點構成課程。

- 「身心療癒」與「提昇精神性」為最大重點。《為了讓人生活得豐富的技法》
- 避免獨斷・偏見・秘密主義以及可疑的做法。《不歌頌秘密・神秘・奇蹟等》
- 活用靈氣特性，採用具效果的技法《目的與實行重點明確化》
- 將技法簡單化，標準化，使能輕易活用《以日常生活中能活用的技法為優先》

換句話說，這套教學將「以健康與幸福為目標，不可疑、不奇怪、不難學難懂」的靈氣，以能夠輕鬆實踐的方式系統化了。

●講師是幫助你到達目的地的導遊

在靈氣講座中學到的內容，依不同的靈氣系統與不同的講座教室也會有所差異，特別是自由度較大的自創靈氣在這點上又更為顯著。講義也是一樣，有的講座準備了很精美完整的講義，也有些只是以A4紙影印數張講義而已。

以下列出我們使用於現代靈氣法中的講義的內容項目給需要的讀者參考。

講義之中，不會一開始馬上就進行手觸療法的教學，而是從認識「臼井靈氣全體地圖」開始。

如果以爬山來比喻，山頂是目的地（安心立命的境界）的話，山腳下的平原就是出發地點（手觸療法），到半山腰為止都是「通往健康之路」，從山腰出發之後的路，就是「通往幸福之路」。先如此理解之後，如果學員還是選擇「只要通往健康之路」就足夠，也不需反對。等到日後有必要了，仍可以靠自己的判斷繼續「通往幸福之路」。

靈氣講師就是幫助大家登上山頂的導遊，肩負著很重要的責任。如果他將登山者引導向錯誤的山頭（目的地），或是告訴登山人半山腰處便是目的地的話，跟著他學習靈氣的人，就無法正確地抵達目的地的山頂了。

●靈氣講座的內容介紹

除了少數導入特別教學內容的系統，一般的靈氣講座大都分為四階段教學，內容分別是現代靈氣的1～4等級。

●第1等級（或稱為第一階段，First degree，靈氣1，初傳等等）

打開靈氣迴路，獲得手觸療法能力的階段。打開迴路之後，便可開始實踐對自己或周遭親近者的手觸療法。

●第2等級（或稱為第二階段，second degree，靈氣2，奧傳等等）

隨著手觸療法能力的提昇，可開始運用遠距離療法的階段。活用三種符號，透過靈氣療法給予更多人幫助。

●第3等級（或稱為第三階段，third degree，靈氣3，神秘傳等等）

一方面繼續提昇靈氣療法能力，一方面將重點放在自我提昇（提昇精神性）的學習與實踐。

在生涯學習的規劃上，先學得「第1到第3等級的基本事項」，之後便是藉由不斷參加交流會或實踐會等，來加深提昇自我的實踐能力。

一般來說學習到此階段已十分足夠，但若有意願「身為靈氣指導者而活躍」或「想將靈氣的好處傳授給有興趣的人」，那麼就可接受第4等級的講座，取得指導者（講師、老師、師範等等）的資格。其中也有不接受講座教學，靠自己自學取得資格的人，這些都可由受講者自行選擇決定。

每個等級都以此概念為基礎，構成以下教學內容。礙於篇幅在此無法詳述，僅列出項目，做為讀者選擇講座時的參考。

〈第1等級〉

・開始學習靈氣（第1等級導覽）
・理解靈氣法（靈氣的目的、全體構成、特徵與魅力、基礎認識等等）
・靈氣法的歷史（創始者臼井老師、發祥與繼承、國內外的普及）
・傳授能量（調整波長）
・治癒的基礎（預備知識、如何使用手、施療方法、氣的淨化法、12個基本位置、自我療癒、他人療癒、物體與場所的淨化、對動植物的療癒等）
・傳統靈氣的各種技法（傳統靈氣概要、集團靈氣、連續靈氣、靈氣運轉，念力傳達法）
・自我淨化與自我成長的技法（乾浴法、光之呼吸法、合掌呼吸法、靈氣浴、脈輪活性呼吸法）
・第1等級修習結束後的實踐法

〈第2等級〉

·讓靈氣更有力量，更多彩多姿（第2等級導覽）
·第2等級的目的與概要（活用符號、實踐愛）
·理解符號與言靈（波動共鳴與波動變換、既定波動與意識波動、集團意識）
·三種符號的意義與使用方式（力量、協調、超越、進化的步驟）
·超越時空的療癒（遠距離療癒、對過去與未來的療癒）
·海外的代表性技法（Reiki Box法、Deprogramming法、Grounding法）
·傳統靈氣的各種技法（病腺與靈示、丹田治療法、呼氣與凝視、肚臍治療法、性癖療法）
·自我淨化與自我成長的技法（發靈法、自我淨化療法、細胞活性化技法）
·第2等級修習結束後的實踐法

〈第3等級〉

・以靈氣提高意識力，實現自我（第3等級導覽）
・第3等級的目的與概要（從治療到次元提昇）
・靈氣療法的再認識（理解三項本質）
・學習最高符號（符號的任務、符號的真相與意義以及使用方法、現代靈氣的活用）
・活用最高符號（在日常生活中活用靈氣、以光進行自我淨化的方法、接受高階自我療癒的學習、接觸先知者的波動、與高階自我療癒者的交流、靈氣冥想法）
・自我暗示的技法（理論與實踐法）
・從符號的活用到超越（符號的真實、超越的步驟）
・臼井老師之靈氣療法的真髓（認識、教誨）
・幸福人生的指標（基本思考方式、如何實踐、具有效果的實踐法）
・傳統靈氣的各種技法（打手療法、撫手療法、壓手療法、半身交血法、

全身交血法）

·自我淨化與自我成長的技法（脊髓淨化息吹法、波動呼吸法、波動冥想法）

〈第4等級〉

・靈氣講師的培育與資格認定（第4等級導覽）
・講師心得（何謂大宇宙的愛、資格與任務、自我實踐、對療法的認識與理解、對調整波長及符號的理解、靈氣法總整理、自我完成的提示）
・調整波長的技法（各種事前準備及心理準備、第1到第3等級的所有步驟、靈授、統合技法）
・臼井老師的真實與靈氣法的神髓（頓悟的軌跡、指導方針與教誨）
・傳統靈氣的各種技法（三大療法、各種技法的總整理）
・成為講師的提示（如何渡過人生、健康與疾病、施療、正負能量、宇宙意識與宗教、靈氣能量的本質等）
・成為講師的各種資料

●通往安心立命的路程

最後，對於如何通往安心立命的路程再做一次介紹。想要一口氣攀登上山頂是很困難的，所以第3階段中首先以到達「第一階段的平安境地」為目標。

「第一階段的平安境地」。這種說法或許很難理解，簡單來說，那就是脫離負面的階段。生於壓力社會的我們，意識狀態像是一攤泥水。在那裡太陽的明亮與溫暖，只是一種模糊的感覺，能見度也不高，人們只能對發生在眼前的事物起反應，隨之反覆著喜怒哀樂的情緒。

如此一來，將永遠無法獲得內心的平安，更別說抵達安心立命的狀態。那麼試想，如果能有機會瞬間浮出水面將會如何呢？雖然只是一瞬間，但只要體驗過太陽真正的溫暖與明亮，知道眼前的世界比想像中的還要開闊，一定不會想再回到泥水之中吧。

這浮出水面的一步，就是從負的地點站上「零」的地點，負與零的世界已經有著如此大的差距。而這零的地點（水面），就是前面提到的「第一階段的平安境地」。

然而，只有一瞬間的體驗，會讓真正的價值減半。而且浮在水面的船無法定居，只要遇到颱風或豪雨就會動盪不安。這時如果對應不佳，說不定還有可能再次沉入泥水之中。

人生也會發生許多風風雨雨，就像水面上的颱風與豪雨。這種時候，如能在強風暴雨之下仍然奮力停留於水面上的話，等風雨過後，就能從船上眺望晴空了。也就是說，要能耐得住颱風與豪雨才能真正定居於水面上，這「由一瞬間的浮上水面，轉而能定居於水面」，就是第3等級的目標，從這裡出發，慢慢累積正面能量，才能繼續向上提昇。

第4章

REIKI

解答關於靈氣的疑問

—靈氣Q&A—

Q 靈氣可以科學證明嗎？

全世界已經有數百萬人實際體驗過靈氣療法，有些國家只要滿足一定條件，靈氣療法甚至以可適用於健康保險。這麼說來，關於靈氣的本質與靈氣療法的效果，已經是經過科學或醫學解釋證明的嗎？

A 在臼井老師留下的公開傳授說明中，對於「臼井靈氣療法能治癒疾病的原因是什麼」的疑問，有著如下答覆的記述：

《由於我是在斷食之中，因接觸到大氣之中的不可思議靈感而偶然發現治病的靈氣，因此即使是靈氣療法創始者的我，也苦於無法說明。學者專家雖然熱衷投入靈氣的研究，但目前要以現代科學來斷言靈氣究竟為何，也似乎還有困難，但我認為總有一天，靈氣一定能獲得科學的證明。》

一如上述，臼井老師期待著將來能夠以科學來解釋靈氣，但直到目前為止，科學對於宇宙能量的本質，尚未能有十分充足的說明。因此，現在對靈氣的本質了解，也還僅停留在「來自宇宙的愛的能量」等等印象。至於靈氣的效果，也還需要相關醫學進行重複檢證。在這層意義上，近年來增加不少對靈氣感興趣的醫學機構，這一點相當令人振奮。當然，今後我們也想繼續蒐集海外有關靈氣檢證的資料，進行反覆且踏實的確認作業。

Q　療癒與治療有什麼不同嗎？

曾聽人說過靈氣療法不標榜「治病」或「治療」，但事實上許多靈氣療法都以能治療疾病為宣傳。另外有些書中，也把「療癒」和「治療」做相同的定義。療癒與治療只是用語上的不同，其實本質是一樣的嗎？

A　確實「療癒」這個名詞，視場合的不同泛用在許多地方。查閱字典，關於療癒的說明是「治癒疾病與痛苦」，因此當然也會有人將「療癒」與「治癒」當作一樣意義的詞彙使用。有位標榜能立刻速效地消除身體疼痛的治療家，在他的書中也寫到「靈氣除了療癒之外什麼都不是」，但這位治療家口中的療癒應該是指「放鬆」的意思。就像是「療癒」這個字也用在「療癒系（治療系）女明星」這種表現上，這類用法就更不具有實質上的治療意義，指的是「能帶給人安心放鬆的氛圍」（心理上的安心感）。

我們是這麼定義療癒的：「療癒就是讓人回歸原本的健康狀態」。疾病或症狀，代表的是內在發出的警訊，如果對警訊視若無睹，只是「像修理壞掉的東西一樣除去病痛」，這樣的治療法並非靈氣療法的概念。

人會因各種因素而產生疾病。心靈與身體的相互關係，與環境之間的關聯性，地球與生命體的協調與否，共存關係等等，這些一旦失去平衡都有可能導致疾病。然而，恢復原本健康的方式卻有許多。甚至可以說有多少人生病，就有多少種恢復健康的方式。而這些所有的方式，都可以統稱為「療癒」。

在這廣泛的療癒方法之中，「治療」只是其中一個領域。治療奠基於「現代醫學（西洋醫學）」的理論與技術，只有具備一定資格的醫師才能進行醫療行為。以這樣的定義來看，靈氣療法的「療癒」雖是一種技法，卻不屬於「治療」行為。

Q 有了靈氣還需要醫生嗎？

對靈氣產生興趣而想進一步學習，約了朋友一同前往講座，朋友告訴我「學了靈氣之後就能治病，那就不需要醫生，需要吃藥或上醫院了」關於這一點該如何理解才好呢？

A　以前我也有過一樣的經驗。和親近的友人三家一起用餐時，其中一位出席者提到「聽說您懂得手觸療法，如果真的有效，就不需要醫生或吃藥了呢」。

當時我雖然想回答「如果醫生和用藥就能治療一切疾病，那麼就不需要手觸療法了」，但我只回答了「也有許多疾病即使經過有名醫生的治療，依然無法治癒的呀」。在我周遭，的確也有許多人患了癌症等醫學難以治癒的疾病。

人類可能染患的疾病，在江戶時代以前曾有四百四病的說法，現在則約有兩萬種以上。以網路調查或查閱書籍也得出許多不同數字，例如有位醫生便表示世界上的疾病數量約有數十萬種之多。因此我想關於這一點，醫學界也尚未有定論吧。總而言之我們只要知道疾病的種類是非常多的就足夠了。而在這當中，有許多種疾病的成因都來自心理因素與精神壓力。

西洋醫學擁有科技進步之下發展出的高度檢查技術，對於感染症狀的處置以及急救醫療有著相當完善的系統。然而，對於近代社會急速增加的心因（心理因素）性及壓力性的疾患，則相對的醫療效果較不彰顯。

在前文中也曾提到，靈氣療法的立場應該是一方面尊重西洋醫學，一方面意欲以靈氣提高人類原本就具有的生命力。

Q 靈氣是一種宗教嗎？

我的親戚之中也有人將手觸療法誤解為宗教儀式，為此我亦蒙受不少流言蜚語。即使對他們說明「靈氣與宗教無關」，但他們就是不相信。想讓有這種想法的人正確理解靈氣，請如下對他們說明吧：

A　靈氣與宗教無關，但因為有人將手觸療法帶入宗教之中，所以才會造成某些誤解。此外靈氣因為詞彙本身帶有「靈」字的緣故，才會讓人產生靈異的聯想。

宗教的存在價值乃是「指引更美好人生的方針」，這一點和靈氣的宗旨也有相似之處。人無論有沒有宗教信仰，都會追求「沒有不安迷惘的心理狀態」。然而，如果只是這樣簡短說明，說不定還是會有人認為「靈氣與宗教果然有所關連」。因此，可以像下面這樣稍微改變觀點來說明。

現在在日本，名稱中帶有靈氣兩字的NPO團體（特定非營利活動法人團體）共有五個。NPO分成由道都府縣首席長官認證以及由內閣府認證的兩種。我和我的夥伴加入的「NPO現代靈氣之會」就是在內閣府的認證之下從事活動的團體。眾所周知NPO乃是受到認證為「與政治、宗教不相關，且其活動對社會有貢獻的法人團體」，由此可知靈氣與宗教活動無關。如果有的話，就不可能獲得認證了。

像這樣說明之後，如果對方還是主張靈氣與宗教相關，那麼只好請對方「提出靈氣與宗教相關的證據」，看看對方怎麼說囉。

Q　聽人說靈氣是詐欺的手法？

我一直學習著氣功，氣功老師除了氣功指導之外，也教授瑜珈，同時在密宗和修驗道方面的修行經驗都十分豐富。當我將學習靈氣這件事告訴他後，他用很肯定的語氣對我說「現在日本流傳的靈氣，都是詐欺」。為此，我相當苦惱。

A　我雖然不知道那位氣功老師，是在對靈氣有多少理解之下說出這番話的，因此無法得知他這麼說的真意為何。如果靈氣真的是毫無價值的東西，又怎會普及於世界，並擁有數百萬的學習者，甚至被採用於醫療現場呢。認為與自己相關的東西最好，除此之外的事物都予以排斥，世界上有很多這樣的人。對於自己不熟知的事物，明明只需答以「我不十分清楚」或「我沒有學過」即可，卻以半吊子的理解或道聽塗說就指其為「一定是詐欺」。當靈氣重新被引回日本時，以「不可能那麼簡單就學會這種能力」或「一定是詐欺」的話語攻擊的，就是那些長期修習氣功的人。然而實際上學過之後，最能體驗到靈氣效果的，卻也是有氣功底子的人。因為氣功乃是一種鍛鍊意念的功夫，像靈氣這種不需要動念的治療，是他們沒有經驗過的，所以一開始才會產生誤解。現代靈氣的講師之中，不乏在中國有十幾年指導經驗的氣功大師，以及北京大學的名譽教授，但大家如今都非常清楚靈氣的效果了。

在我最早一本書出版之後，曾邀請長期學習氣功的針灸師進行兩小時的靈氣體驗，出席該體驗會的二十多位氣功師們的感想都是「竟然這麼簡單就能達到治療，那麼過去自己花上長久時間學習的究竟是什麼」。

Q 靈氣與氣功有什麼不同嗎？

我聽人說「靈氣法是氣功的一種」。真的是這樣嗎？我目前兩種都在學習，但是卻無法明確的區分兩者的不同。請告訴我這兩者的差異與共通之處。

A　氣功這個說法是中國式的表現。在中國，與氣相關的一切技法都統一以「氣功」這個用語來表現，所以如果以這個定義來理解的話，或許也可以說「靈氣也算是氣功的一種」吧。

氣功可大分為硬氣功（武術氣功）與軟氣功（醫療氣功）兩種，軟氣功又分為外氣功（以氣功師的氣來進行治療）與內氣功（以自己體內的氣循環養生）兩者，氣功的種類共有三千種以上，因此要簡單定義何謂氣功，其實是相當困難的。

氣功這個詞彙有「氣之訓練」的意思，訓練中使用的氣（宇宙能量），可使用意念或呼吸法，又或是手勢動作去誘導流動，好將「氣」導入體內，然後鍛鍊進入體內的氣，使其昇華為精妙的生命能量。氣功多半活用在養生法（健康法、自我治療法）上，氣功也與古代中國人長生不老的願望有所關聯。

而靈氣療法雖然也與宇宙能量相關，但和氣功不同的是，靈氣療法是將自己的意識與所有「以恢復健康狀態為目標」的最高次元能量配合，一起成為通路，藉以傳達宇宙意志。

不需要在體內鍛鍊，靈氣這種能量早已內在於宇宙意識之中，所以要做的只是暢通自己的身心，不讓通道阻塞，不與不協調的波動產生共鳴，靈氣等級就不會降低。只要信任宇宙的大愛，並去感受它，透過靈氣療法去實踐「將一切委交給宇宙」的訓練。

靈氣與氣功並無孰優孰劣的問題，選擇學習的時候端看自己重視什麼，所以去比較兩者是沒有意義的。不過對靈氣實踐者而言，氣功有助於「氣感的開發」（更幫助學習者能容易感受到氣），所以修習氣功對靈氣的實踐也是很有效果的。

您如今修習氣功，必定是有此需要且有此緣份，所以現在學習的氣功，在將來一定能看出其意義所在。

Q 手掌溫度較高效果比較好嗎？

我是醫院的療法義工，想知道靈氣療法是否能幫助老年人好發的重聽症狀好轉。此外當我對上了年紀而腰痛的女性做手觸療法時，對方高興的表示「手掌溫熱，感覺很舒服」，我想請問手掌的溫度也能提昇療法的效果嗎？

A 由於靈氣並非醫療，所以無法明確表示「對什麼有效」，但靈氣療法是提高生命能量的技法，因此已經有許多改善成果的報告。接受療法時感覺到溫暖、放鬆、安穩等感覺的人很多，也有人在被施療時舒服地入睡了。當出現這些反應時，被療癒者本身發出的阻礙療癒力的負面能量也會被融解，從而讓身體更能發揮本來的療癒能力。

如果手掌溫度能提昇效果的話，那只要使用溫熱貼布就行了。不過有許多人都曾表示療癒的波動（即靈氣）能帶給受療癒者溫熱的感覺。

此外，雖然說是手掌溫度，其實發出溫度的並非手掌本身。因為施療者充其量只是擔任如電流通過的電線一般的角色。透過電線受電之後熨斗雖然能發熱，但電線本身卻不會發熱。就是這樣的道理。

Q 靈氣類似瑜伽與催眠嗎？

總覺得靈氣療法似乎與催眠療法相似。淨心呼吸法是自律訓練法的一種，結束後甩手從恍惚狀態中覺醒。靈氣中的符號，在催眠療法中也有想像某種圖形便能去除疼痛的方法。而光的波動言語就類似催眠中的暗示，靈氣療法中也有類似的自我暗示。靈氣類似瑜伽與催眠嗎？

A　靈氣療法是藉由施療者傳送能量，提昇被施療癒者的生命能量。和催眠療法藉由催眠者的誘導或控制的技法不同。靈氣療法將一切都委交給靈氣能量。

將靈氣療法與其他技法做比較時，有幾點需要注意。首先是無論任何技法，必定都有類似之處（共通點）。例如氣功家認為「靈氣與氣功有相似之處」，瑜伽實踐者也會說「靈氣與瑜伽有相似之處」，所以催眠療法家會有這種想法也是很自然的。重要的不是重視那些「相似之處」，而是確實認識「兩者雖然有相似的部份，但是本質上不相關」。一旦將心思花在那些看似共通之處上，就會忍不住去追究，反而偏離本質，走上錯誤的方向。

現代靈氣重視的是「愛與協調的能量」，並不講究技法。技法只是用來喚醒人體內本來存在的能力，靈氣療法最終還是以「無須多做什麼，自然而然就能與靈氣共鳴」為目標。所以技法如何，對靈氣療法來說意義不大。也因此，我將所學過的所有技法加以編修，只「在有需要的地方使用認為有效的技法」。這麼一來，某些部份與其他療法看似共通也就不意外了。綜合來說，如果有哪些部份讓人覺得相似，只要想做是「為了提高與靈氣的共鳴效果而採用」的技法，就很容易理解了。

Q 靈氣能與氣功併用嗎？

靈氣的特徵之一「靈氣能提高醫藥效果，與其他技法併用時也具有相乘效果」。我目前正修習氣功，由外氣功發動的療法，也能與靈氣療法併用嗎？

A 活用靈氣時，只要「目的不違反靈氣的本質（愛與協調的能量），同時能信任靈氣並將一切結果交給靈氣」，那麼就能併用其他療法或技法。換句話說，與靈氣本質不相容（不能將一切交給靈氣，動用自身意識控制）的技法，則不可能與靈氣併用。在這樣的定義之下，像是針灸、腳底按摩或芳香療法等技法，與靈氣療法併用時就能使效果倍增，但外氣功，雖然目的與靈氣療法相同（都是以改善身心為目的），前者卻是重視意念運用的技法，所以無法與靈氣併用。只有不需要動用意念的大周天（只成為宇宙能量的通路）等級，才能與靈氣併用。不相容的技法勉強併用時，不只會造成能量的混淆，也會斷絕靈氣的共鳴。雖然也有人辦得到「切換意識開關，選擇最適合的能量」，但一旦由自我意識來選擇能量，就已經違背「將一切交給靈氣」的大方向，所以還是無法併用。如果不能避免併用的話，會受到出現的現象影響，施療對象也「非疾病或症狀」，已經不符合靈氣療法的本質。

然而，如果不是站在以靈氣提昇精神性的角度，只著重靈氣「活用符號有效提昇能量活動力」這一面的話，依然能夠併用。決定站在哪一個角度，就看個人選擇了。

Q　臼井靈氣都是一樣的嗎？

臼井靈氣、臼井式靈氣、臼井靈氣療法等名稱都曾聽人使用，我的理解是這些傳遞的都是臼井老師的理念，但是否依不同講座或系統，會產生指導內容的差異呢。該以什麼基準，如何判斷誰才是正統臼井靈氣呢？

A　海外與國內多數的講座，都使用臼井靈氣（臼井式靈氣、臼井靈氣療法也包括在內）的名稱，也都是繼承臼井先生靈氣療法的講座。只要使用了臼井老師的名號，傳授的就應該是相同的內容，不過由於靈氣傳播多國，當中也漸漸出現些許的變化，增加了不少傳授與本來的靈氣相異之思想或技法的系統。特別是自創靈氣的系統，雖也使用「臼井靈氣」的一般性名稱，但有許多都自行加入各種不同的思想與技法。另外，在海外各地「靈氣」一詞被一般性的使用在療癒上，為了區別與臼井氏無關的靈氣療法，便會冠以「臼井靈氣」的名稱。

那麼，原本的臼井靈氣，具體指的是什麼樣的療法呢？為了幫助各位認識臼井靈氣，可列出以下五點「臼井靈氣的條件」。

①奉臼井老師為創始者。②靈氣能力由指導者傳授（調整波長）給予。③修習到某種階段便可使用符號。④以手觸療法入門，最終以提昇靈性為目標。⑤傳授（調整波長）時採取親自面對面的方式，且傳授結束後也會持續給予協助。

其中①②③點，無論哪個系統應該都是共通的，④⑤則不是每個系統都能辦到。

Q　為何靈氣有許多不同系統呢？

以臼井老師所創設的臼井靈氣療法為根源，衍生出許多如○○靈氣，╳╳

靈氣等等不同的系統。如果一直正當傳承下來的話，不應該產生這麼多不同的系統，為什麼臼井靈氣卻有這麼多不同系統呢？

A 系統這種東西就像是流水一樣，「某處有個水源，從那裡流出，以何種方式流出，流出之後又形成了什麼樣的河川」對結果都有影響。系統也是一樣。靈氣最原始的系統，只有傳統靈氣與西洋靈氣兩大流派。然而，當這兩條河川與其他河川匯流時，加入了異質的水源之後，內容就不再單純了。

在臼井靈氣的名稱之上附加了其他名稱的各種團體，嚴格來說並不屬於臼井靈氣的系統，只能說與臼井靈氣擁有同樣的源頭，但另行加入了獨立的概念所形成的新團體（或有些非團體，只是個人講師）。大多數這類團體的講授標榜獨家，但實質上並未推廣臼井先生所教導之提昇精神性的法則，只是加入自行習得的其他內容而已。我並不想批判這些人，只是想讓讀者知道，同樣是靈氣，也有許多不同。

我曾將學習靈氣比喻為登山。世界上有許多高山，所以登山前必須先決定「要攀登哪一座山」。追求的內容不同，選擇攀登的山也就不一樣。靈氣亦是如此，有追求明顯治療效果的人，有追求神秘體驗的人，有追求獲得超能力的人，也有追求達成心願的人，或是追求提昇精神性的人。每個人可根據自己的需求去決定要攀登哪一座山。選擇臼井靈氣之外的山也是個人的自由。選擇了攀登的山後，接下來便要決定「從哪裡開始攀登」。每個人的想法都不同，有人「想體驗高山的險峻」，有人「想安全輕鬆地爬山」，有人「想早點到達山頂」，也有人「一路上都想享受美麗的風景」。修習靈氣這條路也是如此，因應受講者的不同需求而產生許多不同的教學內容。就是因為如此，所以才會產生這麼多不同名稱的靈氣系統與團體。

雖然教學內容多種多樣，但臼井老師所指示的靈氣之路只有一條。那就是「通往健康與幸福之路」。無論從哪個山口爬上哪座山，首先都必須先學習「幫助獲得健康的手觸療法」。接下來的目標便是抵達山頂：「獲得身而為人的幸福」。更別忘記靈氣真正的目的是「獲得安心、豐富、具有價值的人生」。選擇哪一個登山口都無妨，請選擇與自己的想法相符的方式去做吧。

Q 不同系統的靈氣有何差異呢？

有位講師對我說「靈氣有許多等級，靈系也不相同」。我的理解是「靈氣是充滿於宇宙之中的普遍能量」，似乎和那位講師說的靈氣不同。我想請問是不是依不同的系統對於靈氣有不同的解釋，或是有特定的靈能集團呢？

A 「靈氣有許多等級」。對於說這句話的人來說，應該是真的吧。以對臼井靈氣的共通認識為基礎，只要是愛與協調以及療癒的能量都可稱為靈氣，但每個人的理解不一定相同，所以會產生這樣的說法。這剛好印證了「每個人能接受的靈氣，只限於自己能理解並感受到的範圍」這句話，所以我覺得相當有意思。此外，每個人的理解也造成現實的結果，如果某人認為「靈氣有許多等級」，且真心認為「只有某種系統的靈氣與我相合」，那麼他的意識就會自然如此設定，而結果就為按照他的設定呈現了。

參加過幾次交流會之後，自然而然地波長相合的人就會聚集在一起，而相異者就會遠離這個集團。但這並非由於靈氣本身有等級與系統的不同，而是接受者這一方自己設下的限制（自己的認識與設定）導致的。

那位講師在接受靈氣時若自己設下這樣的制約，又在制約的情況下傳授他人時，（制約越多）受講者越會感到無法理解。請將你從那位講師處習得的內容全部實踐一次，然後只要留下自己實際感受得到效果的部份，將不必要的制約捨除吧。

靈氣法的學習，一開始雖需要講師傳授，但等到自己通達之後，便不需要持續接受講師指導了。只要打開迴路。受講者自己也能培育屬於自己的靈氣通路，提昇與靈氣的共鳴。

Q 傳統靈氣與西洋式靈氣有什麼不同嗎？

有不少講師都宣稱「傳授日本傳統靈療法」，傳統靈氣與西洋靈氣相比真的比較優越嗎？要學的話，應該學習臼井老師創設的傳統靈氣比較好嗎？

A 舉例來說一樣是發祥於日本的柔道，若問「日本的柔道與歐美的柔道，哪個比較優越」，是不是無法回答呢。靈氣療法也一樣。只是，若論對醫學的貢獻度，認知度等層面，西洋靈氣的確略勝一籌。但若要嚴格定義何謂正統，則繼承臼井老師傳統靈氣的只有臼井靈氣療法學會這一個團體而已。學會目前停止一般公開講授，只以家庭療法的形式營運。但除了學會之外，在較不嚴格的定義之下，日本國內持續傳承下來的傳統靈氣，亦尚有數個團體。這些團體都是師承臼井靈氣療法學會出身的講師，在習得之後獨立門戶產生的。

西洋療法現在已經在許多國家紮根，一方面做為家庭療法，一方面也推廣活用於現代醫療現場。因國情不同，無法比較孰優孰劣，但對靈氣的初學者，也就是正在學習手觸療法的階段來說，我想西洋靈氣是比較容易學習的。因此，教授現代靈氣的講座，多半會在入門教學時，一方面與傳統靈氣做比較，一方面採取西洋靈氣的技法。

傳統靈氣勝出的地方，莫過於一脈相傳臼井老師的理念，對提高精神性非常有幫助這一點。其他日本傳統的靈氣療法，如果不去實踐精神性的提昇，也只是學會有效的手觸療法就結束了。

Q 何謂打開迴路？

我聽說「只要經過波長調整，打開能量的迴路，當天就能實施靈氣療法了」。所謂的打開迴路是怎麼一回事呢？另外調整波長，指的是否就是參加講座學習呢？

A 我也曾收到過「想申請與波長調整相關的介紹書」的來信。當時我判斷對方應該是「想了解講座相關事項」，所以就寄給他講座相關介紹書了。波長調整的確是在講座中進行的，所以調整波長的確必須參加講座，但不能說講座內容就是波長調整。

在講座之中，我們會讓學員全盤了解與靈氣相關的一切，並傳授能量，幫助學員使用靈氣。能量傳授的方式，在傳統靈氣之中稱為靈授，西洋靈氣之中則稱為調整波長。有些地方也稱為啟蒙或入門儀式，不過以技法來說都是差不多的。

「傳授之後，便能打開靈氣的迴路」這種說法只是為了方便一般人了解而採取的說明。所謂「打開迴路」，很容易被誤解為「重新打造一條靈氣流通的迴路」，如果是那樣，可說是非常浩大的工程，要構築出一個原本不存在的嶄新系統，即使是有經驗的講師，失敗的可能性也相當大。但不需要擔心這一點，因為打開迴路是指「將原本沒有使用的機能，調整為能開始使用的狀態」而已。正確來說，與其說是「打開迴路」，不如說是「打開迴路的開關（從原本關閉不使用的狀態）」，這樣或許比較容易理解。講座中的傳授能量，就是「喚醒內在原有，但機能停止中的能力，使其活性化」。

Q　調整波長時需產生實際感受才正確嗎？

在第1等級的講座中，接受調整波長時完全沒有實際的感受。第二次的調整波長時，我看見頭上出現漩渦狀的物體，且有種漩渦狀物體正拉扯著自己頭部的感覺，不過最終還是沒有聯繫起來的感覺。想請問調整波長時需產生實際感受才正確嗎？

A　調整波長時是否產生任何感覺，與效果沒有絕對關係。因為人的感覺無法掌握高次元的波動，就算能感知，也多半是溫暖，放鬆，安心等感覺而已。有必要的話接受波長的人自然能看見什麼或感到什麼，但大部分人的都不會有任何感覺。

介紹靈氣的書中想必也有許多關於感知體驗的分享，但是其實並非所有人都會見到或感到什麼，相反的，沒有感覺的人還是佔比較多數。只是既然要分享體驗談，當然會選擇比較特殊的經驗拿出來分享。請這樣理解即可。

靈氣追求的並非超能力或神秘體驗，只是引導人們本來就擁有的能力發揮而已，有否感覺到什麼並不成問題。你所見到的漩渦狀物體，可說是很難得的體驗，請好好珍惜。

但除此之外，也不必強求更多感受的體驗，聯繫的感覺也不是必須的。靈氣的迴路已經打開了，首先請實踐二十一天的自我療癒吧，如此一來你的迴路將會越來越清明。

Q　強調力量（Power）的教室是？

在網路上檢索時，出現「給學習靈氣時遇到困擾的人」這樣的廣告網站，還有另一個網站寫著「在本講座接受傳授者，可比在其他講座獲得○○倍的力量」，這是怎麼一回事呢？

A　首先，關於第一個「給學習靈氣時遇到困擾的人」的廣告網站，想必廣告主的廣告內容標榜的應是「沒有學習過靈氣的人，或是學了靈氣依然不滿足的人，請到本講座來學習其他治療法吧」。

而另一個廣告則是混淆了靈氣與力量（Power），傳授的內容應該導入了氣功等其他技法。

這兩者的廣告中都出現靈氣之名，吸引了靈氣學習者等相關人士的目光，但各種療法都有各自的優缺點，我想對方大可不必藉由批判靈氣療法抬高自己身價，或明明是內容相異的教學卻冠上靈氣的名稱。只要堂堂正正的宣傳他們自己的優點就可以了。

Q 能透過靈氣獲得特殊能力嗎？

常聽人說學習靈氣之後，可以看見氣（aura），或能獲得預知能力。也有人宣稱因此獲得了與外星人溝通的能力。學習靈氣真的能夠獲得什麼特殊能力嗎？

A　正如我前面強調過許多次的，靈氣療法的目的並非開發超能力，而是提高自我精神性，以獲得有價值的人生為目標。但是由於每個人與生俱來的能力與使命不同，如果那個人天生被賦予了超自然的力量，卻沒有機會發揮的話，一輩子可能都沒有自覺。但是這種人往往能藉由學習靈氣的契機，使得原本具備的能力急速的表面化，因而開始從事超自然方面的活動，過去這樣的例子並不少。靈氣的特徵之一本就是「幫助人發揮內在具有的本質」。

不過，並非人人都生來便被賦予這樣的使命，也不需要去刻意強求。除了超自然能力外，也有很多人學習靈氣之後，自然提高了在運動、音樂、書畫、舞蹈、演劇、文采方面的能力，或投身政治、經濟的世界。最重要的是，學習靈氣之後，能在日常生活之中獲得安定平穩的心情，無論做什麼都感到得心應手。

Q　應循著1～3等級學習嗎？

有的講座教學內容需要「在等級1打開靈氣迴路後，結束二十一天的自我療癒過程才能前進第2等級」，但也有的講座在一天內就教完等級1～3。一次學完等級1～3也沒有問題嗎？

A　首先學習第1等級，然後確實體驗自我療癒過程後，前進第2等級，之後再學習能夠為他者療癒或進行遠距離療癒的第3等級，這才是靈氣教學的基礎。

除了醫師或專業的治療者之外，在一天之內對初學的受講者一口氣傳授完第1～2等級，並以為這樣就算傳授結束的講師，正是製造出大量「靈氣難民」的元兇。

我現在雖然有時也會連續傳授1∼2等級，但那是針對在其他地方學習過的學員所開設的課程。受講者百分之八十以上都在其他講座完成修習，或是許多來自海內外，已擁有指導資格的參加者。由於他們已經了解靈氣法的基礎，靈氣的相關體驗也很豐富，加上考慮到住宿等問題，便在兩天內傳授濃縮的課程。

這類課程如果初學者想參加也可以，但為了不白費功夫，所以前提是只限定日後會繼續參加交流會或再次參加講座，且限定住在關西地區的人。住在離關西地方較遠的人，我都會建議他「初學者請先向住家附近的講師學習基礎」，並介紹給他距離較近的講師。

因此就算連續講授1∼2等級，「必要內容必定完全傳授」與「因應受講者需要，建立完善的後續再講授體制」一定是絕對條件。講師的責任就是照顧學員直到完全學會為止，包括日後的重複講授與輔助教學都不可疏忽。

此外，一口氣學完1～3等級則是有困難的。因為第3等級的目的是提昇精神性，臼井老師所構築的靈氣療法必須是「任何人都可由手觸療法進入，最後抵達安心立命的境界」，因此，在邁向第3等級之前，必須先花時間確實打好1～2等級的基礎，想直接跳到第3等級可說相當困難。

Q 希望能接受遠距教學

在日本，經由網路或通信的遠距教學不是那麼普及，但在海外聽說很常見。現在已進入IT時代，網路購物等都相當方便，靈氣為什麼不能也採用這樣的方式遠距離教學呢？

A　首先要說明的是，靈氣法自創始以來的傳統，都是以面對面進行的能量傳授（波長調整）展開。經由面對面的傳授直接傳達，我們稱其為「面授」，並視為相當重要的一環。靈氣能量是很神聖的，接收之後才能開始踏上通往安心立命境地的路。傳授者藉由靈氣的共鳴建立波動場，引領受講者進入，一面與高波動共鳴一面進行人格的接觸，進行傳授。做為最終必須提昇精神性的道路入口，還是無法無視於先人留下的傳統。這就是靈氣療法無法接受遠距離傳授的最大理由。

當然，傳統也該隨著時代的變遷而演進。固守傳統而抗拒近代化，很容易流於墨守成規。在不久的將來，我想只要能準備好妥善的環境，在一定條件之下進行遠距離傳授的時代或許也將來臨。就像已經能進行遠距離治療一樣，遠距離傳授的技術也不是不可能研發出來。不過靈氣法，並不只結束於治療與否。

想達成遠距離傳授，需要擬定一定程度的教學內容，且需保證一定的品質。不只學習，整合後續輔助體制也很重要。這需要靠日本的靈氣界全體努力才能達成。

綜合以上可以理解，遠距離傳授的性質，不能被當作有利的網路商機，以個人力量從事個人講師者也辦不到。現在，聽說日本有一些講座已經採取遠距離傳授，但似乎都發生不少風波，這就說明了一切。

Q 不同講師會否產生學習差異？

打開迴路時，由不同的講師傳授進行，會導致靈氣的能力或質量產生不同變化嗎？還是接受傳授（波長調整）的人本身的資質與靈性造成的影響比較大呢？不同的講師會產生怎樣的差異？

A　讓我們先想像一個FM電波收音機吧。已經很久沒有使用了，所以開關有些生鏽，沒有辦法聽音樂了。這時便請技師來調整吧。優秀的技師能夠「配合想聽的音樂頻道調整波長」，技術較差的技師則只能達到「雖然能聽音樂但充滿雜音」的水準。靈氣的波長調整也是如此，接受波長調整之後的狀態，會因講師的優劣而產生極大的差距。不過即使是充滿雜音的狀態，至少都還是能夠接收音樂的。

那麼讓我們看看一個月後的情況吧。

A先生，接受了優秀講師為他完美調整了波長，但因為自身情緒焦躁易怒的關係，能量漸漸失去平衡。靈氣能量會隨高意識共鳴，因此當自身意識低落時，便會接收到較低的波動（雜音）。

為B先生調整波長的是剛取得執照的新任講師，雖然能夠接收靈氣，但也混入了其他能量。然而B先生儘量保持內心平靜，一面想著「讓靈氣調和一切」，一面實踐靈氣療法。藉此，他的靈氣共鳴慢慢提高，能量也越來越清明。與剛接受傳授完時相比，一個月後兩人的狀態剛好相反。

像這樣，接受傳授時講師的不同，雖然能影響當時調整波長的結果，但卻不保證將來的性能不會產生變化。「打開迴路是講師的責任」但「維持向上則是自己的責任」。既然「打開迴路是講師的責任」，那麼在傳授當下就「無論受講者的資質與靈性如何，都會打開迴路」，如何提昇靈性等級，就是打開之後的個人問題了。

Q 學習靈氣會改變性格嗎？

我想藉由學習靈氣，改善自己消極內向，以及暴躁易怒的性格。我聽說修習靈氣能改變自己的性格，靈氣法中有這樣的技法嗎？還是只要學習靈氣，自然而然就能獲得改變？

A　技法是有的。但是修正的不只是自認為缺點的短處。因為靈氣是幫助一切獲得協調的能量，所以只要實踐療法持續做為靈氣的通路，自然而然就能改變。不過要提醒的是，所謂的改變不是讓你變成另外一個人，而只是讓你恢復本來該有的面貌（充滿愛與協調的自己）而已。

　和療癒一樣，如果意識只停留在消除痛癢症狀這樣表層的地方，那麼就算症狀消失了，本質還是沒有獲得改變。症狀是表面的警示，就像火災時作響的警鈴，如果只是按停警鈴就不管了，只會讓火災擴大下去而已。

　性格或習慣，這類內心的毛病浮現在表面的，只是本質的一部分，並不代表所有的本質。請實踐靈氣法，透過療癒與技法提高與靈氣的共鳴吧。

人的本質就像光，不必在意表面浮現的，只要提高與靈氣的共鳴，自然就能產生變化，獲得協調。

Q 透過靈氣能與天使接觸嗎？

我在外國學習靈氣的講座中，看見了大天使米迦勒。當時的老師對我說，靈氣來自五大天使與米迦勒天使，遇到困難時只要呼喚祂們就會現身。日本的靈氣也能有一樣的超現實體驗嗎？

A 很可惜的我必須告訴你那樣的體驗與靈氣無關。那位老師除了靈氣之外，想必還習得了其他的技法，並將其加入靈氣之中。

靈氣乃是宇宙之間充滿的能量，也存在於我們體內。只要內外的靈氣相互共鳴，就能實現健康幸福的狀態。靈氣就有如太陽光，平等且持續給予所有存在。有些能量或許需要提出呼喚或要求才能獲得，但那與我們靈氣學習的能量不一樣。

此外，天使這類超現實的存在各自有其使命與任務，相信都存在於實踐了愛與協調者的周圍，並能適時給予幫助。有時也能以攝影機拍下祂們的存在。但至於是否能隨時呼喚現身，這就無法保證了。肉眼不能見的超常存在雖然充滿於我們的周遭，但祂們也有不同的等級，大部分人類都無法判斷他們是否真實存在。

我們靈氣實踐者，對給予我們協助的超常存在雖然心懷感謝，但不應直接謀求祂們的出現，也不應對祂們發出祈願。因為那麼做，可能導致無意之間接觸到不協調的存在，人生因此遭受控制的例子也是經常可見的。

當然，如果只是對這類事物感興趣而特意學習的話也無須阻止，只不過那就與靈氣講座無關，建議你還是前往其他領域探索。

Q 靈氣可用於除靈或淨靈嗎？

我認識的某位講師表示，他常常參加各地的交流會，在其中遇見被靈附身的人時，都會告知對方，如果對方願意也會為對方進行除靈或淨靈的儀式。學習靈氣之後，就能幫人除靈或淨靈嗎？

A 靈氣法中沒有所謂被靈附身的概念，所以當然也沒有除靈與淨靈的技法。也有人批判「許多疾病原因都來自惡靈作祟，所以靈氣不能無視於惡靈的問題」，但事實並非如此。

假設真有被靈附身的現象，在靈氣療法之中我們將其理解為「與不協調的波動產生共鳴」。會產生這種共鳴，乃是自己去迎合那種不協調的波長之故。

如果已經與不協調的波長產生共鳴，只要提高自己的意識，就可擺脫與低下（不協調）波長的共鳴了。

這麼看來，所謂的除靈其實也就是「脫離與不協調波長的共鳴」，所謂的淨靈也可看成是「朝不協調的波長送出協調的能量，讓原有的光照射進去」。

我們的意識一旦低落，從意識發出的波動當然跟著低落粗糙，因而開始與憤怒、憎惡、怨恨、擔憂等低落粗糙的能量產生共鳴。靈氣法中沒有所謂附身或除靈、淨靈的概念，這並非不願正視靈的問題，而只是顯示靈氣法的本質，是以「只要與靈氣共鳴，就不會與不協調的波動共鳴」來解釋這些現象而已。

Q　靈氣也可傳送給過世的人嗎？

靈氣法之中似乎有能超越時空傳送能量的技法，那麼也能將靈氣傳送給已過世的人嗎？可以的話，我想每天傳送一些能量給大約十年前過世的亡兄。

A　使用生前的照片，運用一般的遠距離治療方式，是可以傳送能量過去的。只是喪事法會的時候這麼做雖然沒有問題，卻不建議日後也持續傳送能量給故人。這是因為靈氣的技法，主要是為活著的人創造具有價值的人生，並非用於弔唁死者。

靈氣能很有效的幫助人們安心地迎向人生終點。同時在服喪期間中對故人傳送能量，能幫助淨化故人體內的能量，對於他們展開新的人生旅程時是很有好處的。

可是，若之後還持續傳送靈氣，對於已經結束這一世任務，正朝新的次元踏上旅程的人來說，每次行使遠距離傳送，就像是要將他牽引回這一世，對於對方在新次元的學習反而會有所妨礙。

結束服喪期之後，早點忘記故人（讓他從這一世的傷口中解放）是必須的。這是對已結束這一世任務的人最高的心意。之後，只要在忌日或法會等一般來說故人歸來的日子，將來自宇宙的愛與協調的能量，與你自己的愛與協調的心一起送給他就可以了。

Q　二十一天的自我療癒是必要的嗎？

臼井靈氣療法的所有講座中，都有二十一天自我療癒的課程。我學習靈氣的契機，是出自於想為生病的母親施療。是否可以省略這二十一天的自我療癒，直接開始對母親進行靈氣療法呢？

A　當然，您可以開始對母親進行手觸療法。靈氣療法中並未規定必須經過二十一天的自我療癒後才能療癒他人。只是，除了對他人的施療之外，最好每天還是對自己展開一點自我療癒比較好。時間不夠的話，只做頭部的療癒也可以。

講座剛結束時，就像剛拿到駕駛執照的人，能力還稱不上十分安定。如果沒有經過充分的練習就直接開上高速公路，是很危險的吧？就和那一樣，想讓靈氣療法在緊急時發揮效果，平日的自我療癒訓練是絕對不可或缺的，必須反覆進行自我療癒，才能讓能量迴路完全打開。

為什麼是二十一天的自我療癒，在許多講座中都說明是因為臼井老師當初的斷食是二十一天，為紀念老師才制定這樣的天數。但其實真正的目的是「為了讓學習靈氣者習慣使用手來治療，培養能輕鬆展開治療的習慣」，以及「為了整頓自己，讓迴路更清明」。

完成這二十一天的自我療癒之後，效果有時會急速顯現，有時不會。不過無論如何一定會出現效果。淡然地手觸進行治療，效果一定會慢慢顯現。

在這個階段，或許有人會因為顯現的效果不彰，而懷疑自己能力低下，煩惱是否有再次接受波長調整的必要，其實這時並非能力低下，只是能力尚未安定下來而已。只要確實實踐二十一天的自我療癒，能力就能穩定提高。在這個階段不需要過度擔心，只要盡可能的練習手觸療法，一定會漸漸有所成效的。

Q　中途總會想睡覺怎麼辦？

在二十一天的自我療癒過程中，每次中途總會睡著。我通常在結束一天工作，上床之後對12個基本位置手觸進行治療，總是在從頭部移向身體前方就不知不覺入睡了，療癒因此不完整，會有什麼影響嗎？

A　許多人都像你一樣擔心「中途睡著，療癒不完整」，其實這一點完全不構成問題。之所以會睡著，是因為身體得到放鬆，或是身體深處已經做好能量的準備了。自我療癒的目的本來就是「為了讓學習靈氣者習慣使用手來療癒，培養能輕鬆展開療癒的習慣」，以及「為了整頓自己，讓迴路更清明」。不需要按遍12個基本位置也無妨。

與靈氣的共鳴，能讓人進入最適合入眠的放鬆狀態。「以手按上身體，持續最舒服的放鬆狀態，一邊接受能量」就是最理想的自我療癒。

Q　身體狀況不佳也可施療嗎？

從以前開始我就有慣性頭痛的毛病。現在開始學習靈氣，但擔心展開療癒時，會不會從我身上送出不好的能量。這樣的我能夠為他人進行治癒嗎？還是只能進行自我療癒呢？

A　我周遭也不時會出現和你抱持一樣疑問的人，但要知道，靈氣療法使用的並非你本身的能量，我們只是成為讓靈氣（高次元的宇宙能量）通過的通道而已。那些需要集中意識強行使用念力的療癒法，的確會使用到自身的能量，所以施療者的身體狀況也必須列入考慮。但是靈氣療法不使用自我意識，因此完全沒有這方面的問題。

只不過，懷著不安的心情對別人手觸治癒也不正確。而且，即使從你體內不會送出不協調的能量，靈氣療法也不考慮施療者本身帶著頭痛為別人施療。請先以自我療癒將自己的身體狀況調適到最佳狀態吧。再說，當自我療癒獲得效果時，你也會對自己今後的施療產生更大的自信。

Q　會否因此招受邪氣入侵呢？

我的朋友報名靈氣講座，第一次接受波長調整時，感覺到後頸有冰冷的東西進入而覺得噁心，回家之後就臥病在床了。講師雖然說「這是好轉反應，很快就會變好」，但過了一週他仍未痊癒。請問他是受到邪氣入侵了嗎？

A 進行調整波長時，由講師成為靈氣的通路，為受講者傳遞清明的能量，一般來說不可能混入邪氣或負面能量。然而，當講師動用自己的意識，令受講者產生某種感受，或講師在送入本身念力的狀態下進行波長調整，甚至導入秘密宗教技法等情形，又或是遇到受講者屬於對能量敏感的體質時，便會有所感覺。這時若受講者一心認定那是惡靈之類的東西而陷入不安時，的確有可能招致難以預期的結果。不過這種例子是非常罕見的。

前面說明過，治癒時會出現好轉反應，事實上調整波長時也會。通常是「接收能量之後產生無力感、脫力感」，「由於體內能量的活性化導致痛、癢、下痢、頭痛等肉體層面的反應」，「憤怒、恐懼、憎恨等精神、感情層面的反應」等等。這些都是能量狀態好轉時產生的暫時反應，不過若持續一週以上就屬異常。為防萬一還是先前往醫院診治，等到身體沒有異常再繼續自我療癒的步驟。

Q　好轉反應與淨化現象有何不同？

我聽說在進行治癒時會發生所謂「淨化現象（淨化作用）」，這跟好轉反應是不一樣的嗎？如果不一樣，淨化現象是什麼樣的現象呢？

A　靈氣迴路打開後，體質會漸漸產生變化，如果本身身體狀況不佳時，會有發燒、下痢等情形出現。好轉反應是從不協調的能量中獲得解放時的反應，淨化現象則是經由意識提高本來擁有的能力時產生的成長反應。

許多人都只能活在眼睛看得見的世界之中，並相信那才是現實。但這種生活只能與粗糙的能量共鳴。打開靈氣的迴路開始實行療法後，便能與細緻的能量產生共鳴，體質也會慢慢發生變化。首先為了從負面狀態進入「零」的階段，身體會開始活動，之後伴隨著精神性的提昇，慢慢便能從阻礙因素中獲得解放。

緩慢的淨化沒有太大的問題，但有時會在進入某個階段（內在生命力判斷能夠耐得住的階段）之後，產生急速的變化。這種變化產生的期間我們便稱為淨化期間。此時會顯現許多令人懷疑心靈與身體發生異常的症狀，就算去醫院接受診療，多半也找不出原因。通常的淨化或好轉反應在短期間就會結束，但一旦進入正式的淨化期間，短則數星期，長則需要好幾個月甚至一年以上。而如有必要甚至會重複好幾次這樣的過程。淨化期間會感到很痛苦，不過不至於妨礙日常生活必須的工作，且這段時間會釋放潛於內在深處的不協調能量，所以當淨化期間結束後意識會獲得很大的提昇。可能多數人都會認為「想靠療法渡過淨化期間」，然而越是重要的淨化期，靈氣療法的效果越是不顯著。重要的淨化作用，即便能靠療法消除，卻會造成淨化本身在不完整的狀態下結束。

我自己進入淨化期間時，是完全不進行靈氣療法的。只是靜心觀察淨化過程而已。當然想要進行療法也無妨，只是不能是出自想早點結束淨化，想從痛苦中解放的念頭，而是為了避免自己在淨化現象中感到不安，幫助自己消除想要逃離的意識，此時進行療法可提高與靈氣的共鳴，脫離不協調的想法，這才是於淨化過程中使用療法的目的。

Q　為何靈氣無須集中意識？

我在學習其他療癒技法時，受到的教誨是「療癒是愛的行為，進行療癒時要想著對方的幸福，手觸的同時也傳送早日康復的念力」，過去我也一直這樣做。我無論如何都不認為思考對方的幸福會是一件不妥當的事。

A　我已經反覆說明過無數次「靈氣療法不可集中意識，不可使用念力」。當然，我也知道有需要靠意識引導能量的療法存在，但靈氣療法之所以不主張使用意識，是有如下理由的：

● 療法的目的在於輔助被治療者的意識變革（使其明白人生並非在無意識反應

下的生存，而是靠自己選擇協調的生存之道，治療者從旁協助被治療者的自立），但治療者不能用自己本身的念力去改變被治療者。要將結果交給靈氣的指引，以及必須信賴被治療者本身的生命力，治療者只能是讓靈氣通過的清明通道而已。

●動用意識的施療者，容易陷入錯覺，以為治癒靠的是自己的力量。但是當施療者一出現這樣的念頭時，靈氣的迴路就會阻斷，變成真的靠輸出自己的能量來療癒對方，導致產生不協調的結果。

因此，施療中不應該使用任何意識與念力，只要去感覺能量的流動，以及因施療而產生的能量變化即可。如果無法順利感覺，也只要按照既定的步驟手觸療癒，「不強求結果，只是將手按上去」，這才是靈氣療法的正確方式。

Q　什麼時候不可使用靈氣？

我的靈氣老師說「日落後不可使用靈氣」。還有「手心冰冷的人不適合學習靈氣」、「不可用靈氣治療癌症」、「如果遇到細菌性的病原體，靈氣會讓病原菌更活潑」、「不可對孕婦使用靈氣」、「使用靈氣會加重頭痛的現象」等等。這些都是真的嗎？

A　當我在訪問海外靈氣實行者時，也經常聽聞這些說法。我的結論一向都是「任何時刻、任何情況都不需要不安懷疑，只要將一切交給宇宙，淡然地進行療法即可」。恐懼的心理只會阻擋能量，不要被那種情緒困住才是聰明的做法。大宇宙一直在持續傳送著愛與協調的波動，連一瞬間都不曾間斷，使用靈氣只要依循著大宇宙的意志去行動，就毫無任何限制。

無論是深夜還是清晨，療癒的能量都能傳送抵達。由溫熱的掌心進行的手觸治療雖比較舒服，但即使是冰冷的手也能送出溫暖的能量。就算是癌症，只要提高自然治癒力或免疫力，就不至於會造成病症的惡化。

靈氣的確會造成病原菌的活性化，但只要一切達成協調，病菌就不會對人類展開攻擊。此外對於孕婦，才更需要傳送大量的靈氣能量給她。我的靈氣恩師小山君子老師曾使用手觸療癒挪正了孕婦不正的胎位。只是手觸療法而已，胎兒就自然而然回到正常的位置。在母親腹中接受了靈氣的嬰兒，我們稱為靈氣寶寶，靈氣寶寶出生後都健康的成長茁壯。日本各地如果能有更多靈氣寶寶誕生，一定能實現更光明的社會。有人說因血管收縮導致神經受壓迫而發生的頭痛，在靈氣療癒下會使血管放鬆膨脹反而加重疼痛，其實根本沒有這回事。只要將一切交給靈氣，宇宙能量便會自然調節。不只頭痛，安裝心律調整器的人也會擔心使用靈氣是否會破壞安裝在體內的機械，或是有人提到麻醉中如傳送靈氣會造成麻醉失效，其實這些問題都不會發生。只要不要擅自傳送念力或動用意識，或懷著不安的心情進行靈氣療法，就不會有問題了。

＊後記

我在信仰十分虔誠的祖母扶養之下成長，年幼時便常與祖母一起於神佛前合掌祈禱，三、四歲時已能背誦般若心經或天津祝詞，自然而然地相信著肉眼所不能見的世界，同時也相信冥冥之中有著偉大的存在引導並守護著我們。

然而在開始工作，離開家鄉之後，我對這一類事物的關心也跟著減少，生活中不斷持續著憤怒或恐懼等情感。即使如此，我的人生總算是沒有偏離正軌，我想這應該是出自內心深處曾相信過那偉大存在的信仰力所給我的守護吧。

在這樣的背景之下，到了將近五十歲時，我再度開始對超常世界感到興趣，終於在引領之下認識了靈氣。

打從我與靈氣相遇以來，已經過了二十五年的歲月。最初只認為那是一種手觸療法，既不知道臼井靈氣療法之名，也不了解創始者的理念。但不知不覺中，我日常生活之中的一切都受到靈氣的影響。

本以為早已不存在的臼井靈氣療法學會，也在日後得知了它依然存續的事實，甚至最後自己也入會了。這當中不得不感受到一種不可思議的命運牽引。一路走來，我完成了傳統靈氣與西洋靈氣的對照研究，構築了能對現代人生活有所幫助的現代靈氣法之後，至今也已又過了十五個年頭。如果當初我沒有機會學習到這兩種系統，或許我就無法認識到臼井靈氣乃是一條幫助「通往健康與幸福的道路」。

現在的我，早已遠離憤怒與恐懼，過著安定的每一天，這都是拜靈氣所賜。希望從我這樣的個人經驗之中，能讓人對靈氣產生興趣，從而開始接觸，習得並活用手觸療法。甚至光是這個階段還不滿足的人，更可將精神性的提昇當作最終目標，繼續實行療法，最後一定可以脫離充滿壓力的日常生活。

本書的執筆，讓我再次回歸初心，重新審視靈氣的原點。我打從內心感謝講談社編輯部的古川YUKA小姐，以及從初學者的立場為我修改文章全體的松原京子記者，負責插畫的東洋子小姐，一直在適當時候給我建議的Chimoky Quartz藤田知紗小姐以及MOTHER STELLA的星百合江小姐。

土居　裕

二〇〇九年三月

MEMO

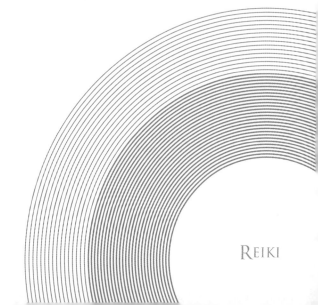

Reiki

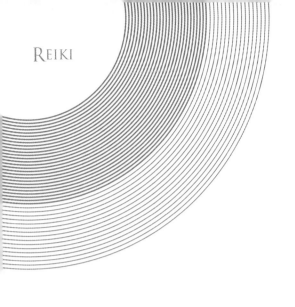

靈氣療法 / 土居裕著 ; 邱香凝翻譯. -- 3版. -- 臺北市 : 笛藤,
八方出版股份有限公司, 2022.05
面 ; 公分
ISBN 978-957-710-852-4(平裝)

1.CST: 心靈療法 2.CST: 靈修

418.98 111004892

靈氣療法 最新版
Reiki

2023年10月27日　3版第2刷　定價300元

著　者	土居 裕
插　畫	東 洋子
翻　譯	邱香凝
總編輯	洪季楨
編　輯	賴巧淩·陳亭安
封面設計	王舒玗
編輯企劃	笛藤出版
發行所	八方出版股份有限公司
發行人	林建仲
地　址	台北市中山區長安東路二段171號3樓3室
電　話	(02) 2777-3682
傳　真	(02) 2777-3672
總經銷	聯合發行股份有限公司
地　址	新北市新店區寶橋路235巷6弄6號2樓
電　話	(02) 2917-8022 · (02) 2917-8042
製版廠	造極彩色印刷製版股份有限公司
地　址	新北市中和區中山路二段380巷7號1樓
電　話	(02) 2240-0333 · (02) 2248-3904
印刷廠	皇甫彩藝印刷股份有限公司
地　址	新北市中和區中正路988巷10號
電　話	(02) 3234-5871
郵撥帳戶	八方出版股份有限公司
郵撥帳號	19809050

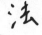